僻地医療に
心血を注ぐ、
赤ひげ先生の挑戦

過疎医療は
おもしろい！

医学博士
大森英俊
Hidetoshi Ohmori

現代書林

はじめに

平成5年（1993年）、私は父の後を継いで当院3代目の院長になりました。茨城県の最北部、福島県との県境まであと数百メートルという山間《やまあい》にある診療所です。ここ常陸太田市里美地区は、現在、人口が約3000人、高齢化率（65歳以上の人口の割合）は45%から50%に近いとも言われる過疎地域です（ちなみに、平成5年当時の人口は、約4200人、高齢化率は約35%でした）。

そこで待っていたのは、厳しい現実でした。

最先端の大学病院で外科医として消化器系がんの手術に取り組んでいた私は、その現実に驚き、当惑しました。そして悪戦苦闘の毎日が始まりました。

25年が経過したいま、私は外来診療、在宅診療、巡回診療などで、里美地区およびその周辺地区のみなさんを診ています。老人介護福祉施設（特別養護老人ホーム）も設立し、医療・介護両面のスタッフに囲まれながら、現在、私は充実した医療に携わることができています。この地域の患者さんたちとの温かいふれあいの中で、やりがいのある毎日を過ごしています。

みなさんは「過疎医療」というと、どのようなイメージを抱かれるでしょうか。

わずかな高齢者が細々と暮らしている山奥の村に、一人のむさくるしい医師がやってくる。見た目はむさくるしいが心根は優しいその医師は、自己犠牲の精神を発揮し、医療にかかれない村民を救うべく日夜苦闘を続ける、そしてやがて人々との温かいふれあいが生まれる……。「過疎医療」という言葉に、そんな映画の一場面のような状況を思い浮かべるかもしれません（実際、笑福亭鶴瓶さん主演の『ディア・ドクター』という映画は常陸太田市で撮影されました）。

主人公の医師は、満足な医療機器がなく薬さえ十分でない「過疎地での医療」に悪戦苦闘します。また、機器や薬剤ばかりでなく、現代医療の先端的な情報にも取り残されている過疎地で、さまざまな問題が起こってきます。過疎地にやって来たことを後悔させるような出来事に悩まされます。村民たちそれぞれのドラマも描かれるでしょう。

「過疎医療では、医師は先端医療から断絶された環境の中で自分自身を高めることができず、ただ自己犠牲と自己満足の中で奮闘するしかない、それは苦労の連続だが一人の医師

里美地区の場所

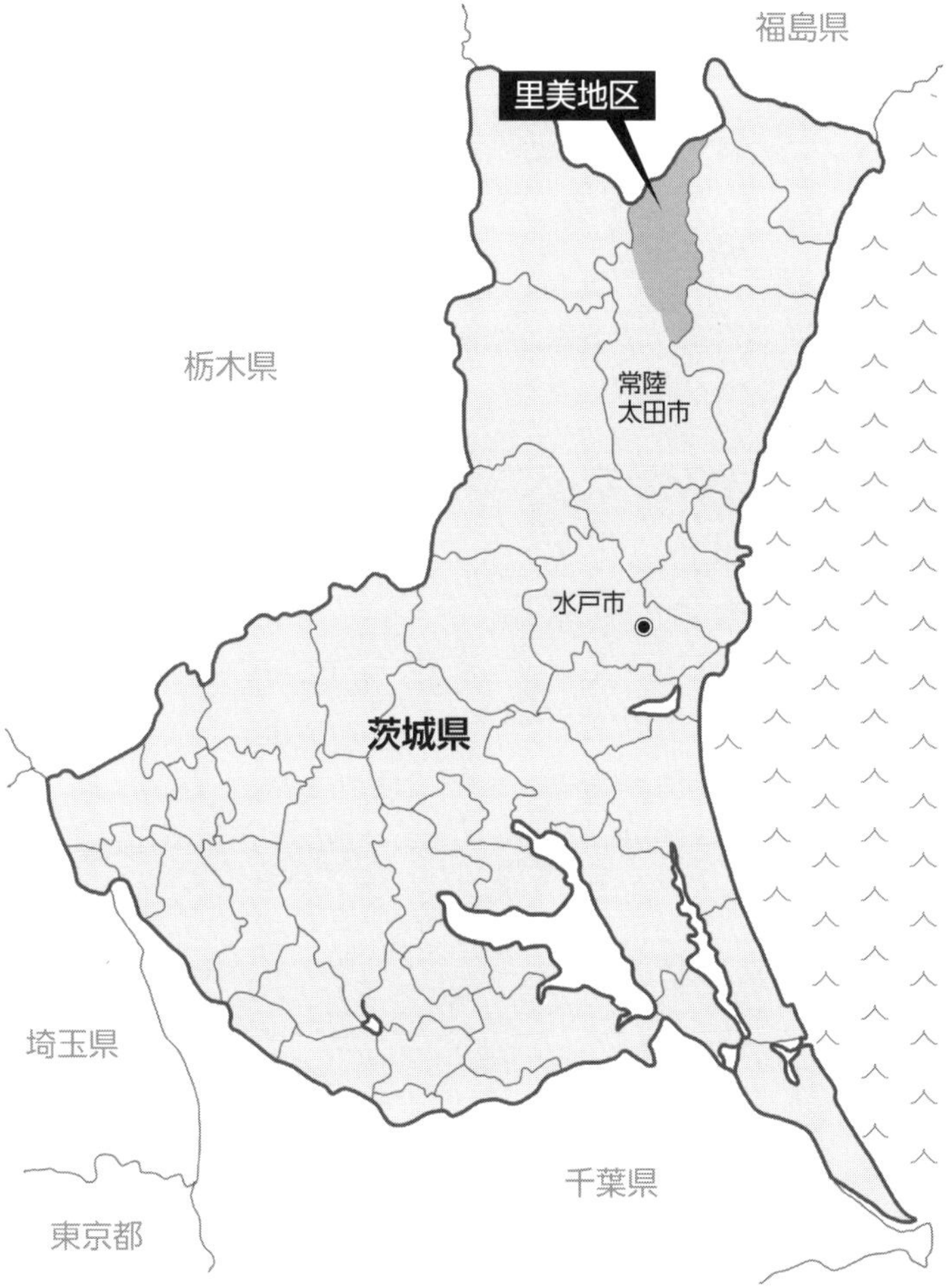

としての立派な生き方でもある」

一般的には、そんなイメージが定着しているかもしれません。医師を目指す学生たちにとっても、それは少なからずあることでしょう。

確かに「当たらずとも遠からず」という面はあります。過疎地の住民は、現代医学の恩恵を十分に受けることは困難です。医師にとっても、患者さんはほとんどが高齢者で、扱う疾患も高齢者医療の範囲になってきます。つまり、医師としての仕事が「おもしろくない」のではないかと。

さらに、都市的な環境が簡単には望めないことは医療以外のあらゆる面でも同様ですから、医師はプライベートな生活面でも大きな制約を強いられます。その地で自分を含めた家族も暮らしていくことは、なかなか現実には考えにくいことではないかと。

「だから過疎医療というのは、特別な思い入れと強い意志を持った医師でなければできないのではないか。過疎医療に力を注ぐ医師は立派で、本人もやりがいを感じているかもしれない。そのような医師人生は素晴らしいとは思うが、自分の人生をそこに当てはめるには大きなハードルを感じてしまう」

一般的にはそう思われるかもしれませんが、それは誤っていると私は考えています。

実は過疎医療は「最先端医療」なのです。そして、そこで日々行っている医療のおもしろさについては、若い人たちの言葉で言えば「ハンパない」と言えるほどです。

しかし、充実した毎日を過ごしている私にも、一つだけ憂鬱なことがあります。

いま私がそのような日々を過ごせていられるのは、私がこちらに戻ってきてからの25年間で、里美地区に居住するみなさん（ほとんどが高齢者）に対する医療と介護を、まあまあやっていける環境ができているからです。環境というのは、設立した介護施設があり、また医療・介護の両面で活躍してくれるたくさんのスタッフたちの力がある、現在の里美地区の状況です。

しかしこの環境は、これからの100年も同じように変わらず続くとは限りません。いや、このままでは10年先には間違いなく終わってしまう環境なのです。

高齢化率が50％にもなろうという里美地区では、そこの人々を支える医療・介護スタッフもまた、高齢化しています。看護師さん、介護士さん、そして医師も、若い人が不足しています。日本全体が現在も含めて将来的に抱えている「2025年問題」以上の宿命が、里美地区ではいままさに現実の最重要課題となっているのです。

いま64歳の私は、10年後、20年後も現在と同じように診療ができるわけではありません。

一緒に働いているスタッフも同様です。そのあとはいったいどうなるのだろう。そのことを考えると、少し暗い気持ちになるというのが正直なところなのです。

これは里美地区だけの問題ではありません。日本全体の問題です。

日本には国の定める「無医地区」が637か所あり、そこでは約12万人の人たちが暮らしています（2014年調べ）。「無医地区」というのは、半径4キロ以内に50人以上が居住していて、かつ容易に医療機関を利用することができない地区のことです。無医地区に対して、国は医療サービスを受けられる町までの交通手段を提供するなどの行政支援を行っています。

現在、茨城県には無医地区が21か所あります。

大風呂敷を広げるようですが、私はこれをゼロにしたいと思っています。

過疎医療は、（私の例のように）地域に代々続いている診療所が世襲的に引き継いで成り立つものではありません。あるいは、奇特な医師がボランティア精神を発揮して解決できる、あるいは解決すべき問題でもありません。

これらは「たまたま」の世界にすぎないもので、そこに頼っていればいずれは自然になくなっていきます。過疎地域は次々と無医地区になっていくことになります。

必要なのは、医療機関、大学、そして行政も巻き込んだ仕組みづくりです。

実は、過疎医療に興味を持つ若い医師、看護師、介護士、あるいはその卵たちは、たくさんいます。そうした若い力が自然に過疎医療に流れてくるようなシステムが、現在まったくできていません。

国も、大学における総合診療医の専門教育を制度化しました。地域で全人的に総合的にそして継続的に患者さんを診る「かかりつけ医」のプロが求められているのです。その傾向は、過疎医療にとっても追い風にならなければいけません。

しかし、どうしても人材の流れは過疎地に入ってこないのです。

私は、少し知恵を出していけば、過疎医療を阻んでいる障壁はどうにか乗り越えていけるのではないかと考えています。それは、現在から近い将来にわたって日本の医療全体が抱えている大きな問題を解決するヒントにさえなるかもしれません。

私は本書で、過疎医療とはいったいどんなものなのか、過疎医療がいかに最先端医療であるのか、過疎医療がいかにおもしろいのか、そのようなことを現場の生々しさを含めてお伝えしたいと思っています。

そして、過疎医療が抱えている憂慮すべき問題を解決するために、とりあえずどのような仕組みをつくればよいのか、そのシンプルな提案についても、述べていきたいと思っています。

各章の最後には、当院に派遣されて、「過疎医療の実際」に携わった医学実習生、指導医の方々のレポートを掲載しました。彼らの情熱、そしてさまざまな貴重な体験談は、過疎医療を志す方々への参考になると思います（掲載に際しては、一部の方を除き、仮名にさせていただきました）。

医療や福祉・介護に携わるみなさんに、過疎医療のことを少しでも知ってほしいと願っています。本書から何らかの示唆を見出していただければ幸いです。

２０１８年10月

大森　英俊

目次

第2章

過疎医療はおもしろい！

第3章 里美地区の過疎医療……その現場から

第4章

私の医院の過去・現在・未来

第5章 次世代への期待と過疎医療対策への提言

第1章

過疎医療は「最先端医療」である

すでに始まっている「2025年問題」

過疎医療は、決して時代錯誤の医療ではありません。過疎医療はむしろ、いま日本が直面し始めている医療の問題の最先端に深く関わっています。つまり過疎医療は現在、「日本の最先端医療」と言えるのです。

なぜなら過疎医療は、日本の医療が抱えている現在の問題への対策を、すでに実践しているからです。

日本の医療の課題は、何と言っても「2025年問題」です。それに付随して「かかりつけ医の復活」や、医療全体のシステムの中で地域の役割を整理し見直す、という課題もあります。これらの課題に求められる対策は、すなわち過疎医療対策に重なるのです。

▼「2025年問題」とは何か

まず「2025年問題」について、整理しておきましょう。

2025年というのは、どのような年なのでしょうか。それは、戦後のベビーブームに

日本の高齢化社会

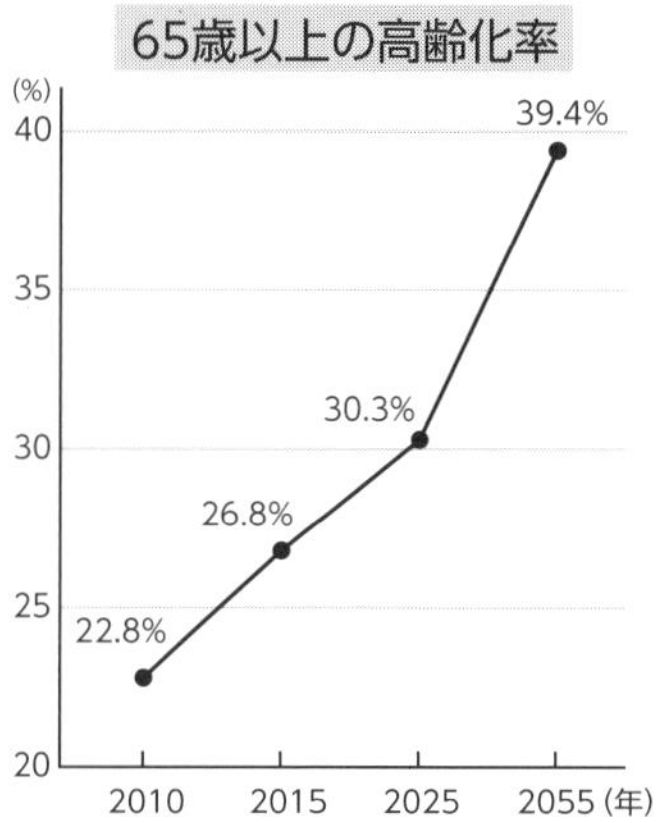

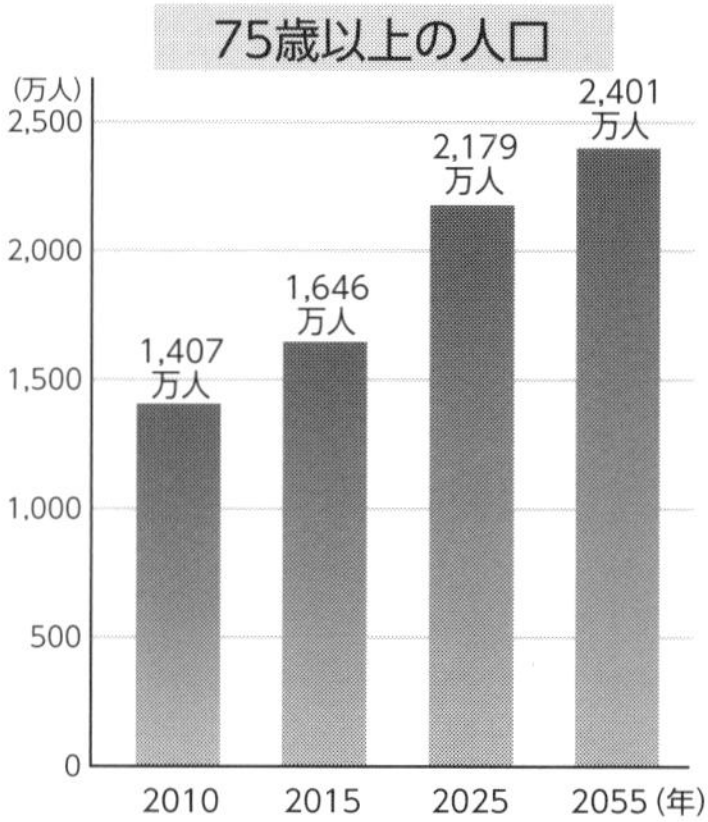

厚生労働省のホームページを参考に作成

誕生したいわゆる「団塊の世代」（1947年〜49年生まれの約800万人）がすべて後期高齢者（75歳以上）になる年です。

その時、後期高齢者の総数は、約2200万人になるだろうと推計されています。一方で日本の総人口は、2010年を境に減少の一途をたどっています。

このままいけば、将来的（2055年）には日本人の約4人に1人は75歳以上という、きわめて異常な状態になることがわかっているのです（上図参照）。

特に2015年から10年間で、後期高齢者の割合は爆発的に大きくなります。それに伴って社会的にさまざまな変革が必要になってきます。

第一に後期高齢者の医療や介護をまかなう側の「数」の問題が大きくクローズアップされます。

医療従事者、介護事業従事者が不足するのです。

もちろん「2025年問題」は、2025年に突然始まるものではありません。あと7年に迫っている現在（2018年）よりもさらに10年以上前から、「2025年問題」は日本全体をじわじわと浸食し始めています。

それが過疎地域では、さらにもっと以前の、誰も「2025年問題」など気づかなかったし、口にもしなかったような時代からずっと、現実の問題として横たわっていました。これから述べていく「2025年問題」という医療の課題は、過疎地ではすでに何十年も前から現実に起こっていました。過疎地の住民だけが、その弊害を、忘れられた土地で、ひっそりと受け続けていたのです。

▼病院、医療介護スタッフが足りなくなる

後期高齢期になると体のどこかしらに慢性疾患を抱えることが多くなり、ほとんどの人が病院に通うようになります。現在でも病院は不足気味と言われていますが、これからはさらにひどくなります。

医師数と看護師・准看護師数の推移

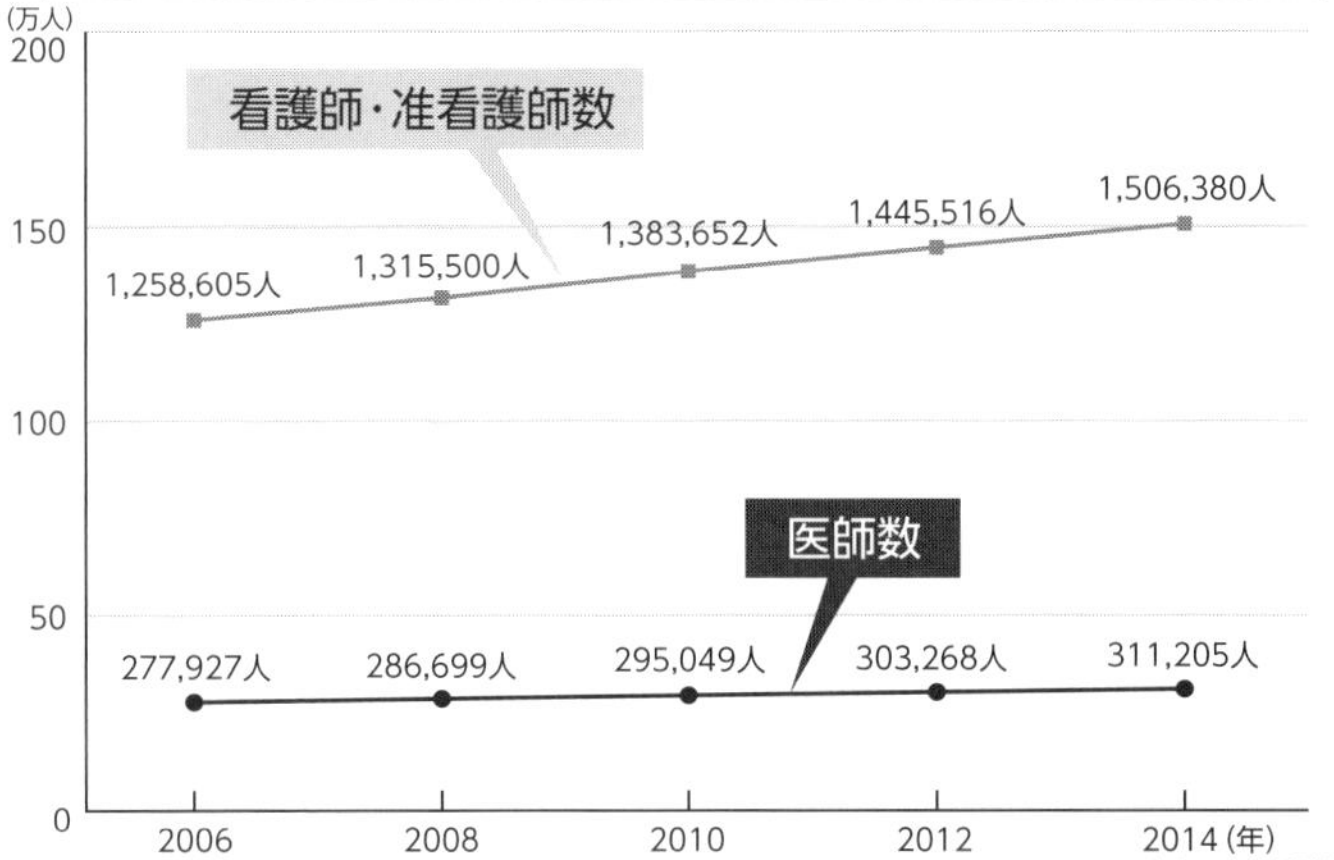

出典：日本看護協会

厚生労働省の「医療施設動態調査（平成29年1月末概数）」によると、平成28年1月には全国に8471か所あった病院が、1年後の平成29年1月には8439施設に減少しています。

医師の数は、戦後の人口増加による病院不足に危機感を抱いた田中角栄内閣が「1県1医大構想」をかかげ、すべての都道府県に医大を整備した結果、1970年代中ごろから急激に増加し始め、現在も少しずつですが増えています（上図参照）。

しかし、戦後に爆発的に誕生した人たちが後期高齢者になる現在の日本の状況は、もう高度成長期ではありません。必要なだけ病院をつくり医師も養成することは財政的にも人材の量的にも不可能です。医師は増えてはいますが、とても追いつかないのです。

医師不足による過酷労働も、決して小さな問題ではありません。もはや破綻する前の前兆症状が起こっていると考えなければいけないでしょう。

まったく同じことは、看護師や介護士（介護福祉士、ヘルパー）にも言えます。

看護師、介護士ともに数は増えてはいますが、爆発的に増加する後期高齢者の数を前にすれば、これも焼け石に水です。

▼爆発的に増加する老老介護、独居老人、認知症患者……

介護施設も、介護保険制度が大きく変わってから着実に増えています。しかし、やはり相対的には不足していて、現在でさえ、必要としている人の受け皿としてとても十分とは言えない状況です。

昔は、お年寄りはみな、認知症だろうが寝たきりだろうが、家にいました。病気でも、家で寝ていました。その面倒は多くは、お嫁さんが見ていたのです。昔の日本の家族制度では、それが当たり前でした。

核家族化が当たり前になったいまは、お年寄りは夫婦だけで暮らしているのが一般的です。夫婦の一方に介護が必要になれば、老人が老人を介護する「老老介護」となります。なかには、夫婦二人で暮らしていて、二人とも認知症で、軽いほうが重いほうを介護している、あるいはお互いに介護しあっているという「認認介護」になっていることもあります。これはとても危険ですし、地域問題に発展することもあります。

このようなことが、根本的な解決ができていないまま、都市部や地方にかかわらず日本中で増え続けています。

▼入院医療の効率化と在宅療養への移行を目指した「地域医療構想策定」

では、国は「2025年問題」に対して、どのような対策を行っているのでしょうか。

たとえば、2014年から取組みが始まっているのが「病床機能報告制度」による「地域医療構想策定」です。これは、現状で存在している病院を機能分化することによって、入院した患者さんが効率よく適当な機能を持つ病院に移動でき、最終的には地域や自宅に戻って行けるようにするためのシステムです。医療から介護へ、施設から在宅へ、地域へというバトンタッチをスムーズにすることによって無駄をなくそうというのです。

そこで、一般病棟を持つ病院や有床診療所（20床未満のベッドを持つ診療所）は、病棟ごとにどのような機能を持っているのかを都道府県に報告することになりました。都道府県はその情報を活用して、ふさわしい地域医療のビジョンを策定することになります。

病棟ごとの医療機能は、次のように4種類に分けられています。

①高度急性期機能……急性期の患者の中でも、特に緊急に高度な救命措置を必要としている患者に対して、最も濃厚で集中的な医療を提供する機能。

②急性期機能……がんなどの専門的な治療が必要な病気が見つかった患者に対して、集中的に適当な治療を提供する機能。

③回復期機能……高度急性期、あるいは急性期の治療を終えて一段落はしているが、すぐに退院はできないので、在宅復帰に向けた医療やリハビリテーションを提供する機能。

④慢性期機能……難病や重度障害などを持つ、比較的長期（半年程度）にわたって継続的な療養が必要な患者を入院させる機能。

このように機能を分けてそれぞれの医療を特化することで病院側は効率化が可能になり、患者側は転院・退院から最終的な在宅療養や施設入所まで、将来的な選択を展望できるようになります。

▼過疎医療こそ、最先端医療である

医療や介護の施設、人員、費用が不足しているという「2025年問題」における具体的な問題に対して、国は「入院治療から在宅医療へ」ということを基本的な対策にしています。在宅医療に対する診療報酬を重視することによって、その誘導をはかっています。

診療報酬（健康保険）と介護報酬（介護保険）は、2012年、2018年に同時改定が行われましたが、2024年にも同時改定が行われる予定です。この3段階の報酬規定の改定によって医療と介護に大きな変革をもたらし、「2025年問題」の対策とすることを目指しています。

実際、ここ5年くらいで多くの病院や診療所が在宅医療を行うようになりました。これに関連して不可欠になるのが、医療と介護の連携、「かかりつけ医」の復活、認知症問題への対策などです。いずれも地域における仕組みづくりが重要になってきます。

そこで厚生労働省では、高齢者の尊厳の保持と自立生活支援の目的のもとで、可能な限り住み慣れた地域で、自分らしい暮らしを人生の最後まで続けることができるよう、地域の包括的な支援・サービス提供体制（地域包括ケアシステム）の構築を推進しています。

また、認知症問題については「認知症施策推進総合戦略（新オレンジプラン）」を推進し、地域でのケア体制や見守り体制の確立をうながしています。

しかし、これらの対策は、全体的にはうまく進んでいるとは言えないのが現状です。

そこで、あらためて私が携わっている過疎医療の現場を振り返ってみると、面白いことが見えてきます。

いま述べた医療介護連携、かかりつけ医、在宅医療、在宅での看取り、あるいは地域で認知症を看ていくといったことも含めて、これらはすべて私が１９９３年に当院で過疎医療をスタートした時点から取り組んできた課題でした。それは私が頭で考えて取り組んだ課題ではなく、目の前にあった、避けて通れない、現実に基づく「待ったなし」の課題でした。

私が里美地区でさまざまな後期高齢者の医療・介護のために行ってきたことは、その根本において、いま国が行おうとしている施策の考え方に通じます。私は「２０２５年問題」がささやかれる前から、現場の問題として「過疎医療の問題」に取り組まなければなりませんでした。それは切羽詰まった状況でした。その意味で、私は過疎医療に携わることによって20年も時代を先取りしていた、とも言えるわけです。

過疎医療に取り組むことによって、これからの日本がさらに直面していかなければならない「2025年問題」の現場をどうするのか、そのヒントはたくさん見えてきます。

また、医療とはそもそもどういうものなのだろう、医師はどのような医療を提供すべきなのかという、最も深いところで一人ひとりの医師に問いかけられている課題とその答えが、過疎医療を続けていくことによって見えてきます。その答えは「2025年問題」の解決には欠かせない、ベースの理念となるはずです。

私は好むと好まざるとにかかわらず、「2025年問題」を先取りして、医療・介護体制を考え実践しなければなりませんでした。私が「過疎医療は最先端だ」と言うのは、このような理由があるからです。

医療の専門分化、その恩恵と弊害(かかりつけ医はやはり必要)

▼医療は、疾患の治療だけを考えればよいのか

医療は科学ですから、その進歩は、生理や病理をより詳しく明らかにしようというところから生まれてきます。医療はこの100年で目を見張る進歩を遂げてきましたが、その結果、必然的にそれぞれの分野はより細かく専門分化していきました。それは先端機器の

進歩とともに、現代の人々の健康に大きく貢献してきています。

しかし、医療の進歩と専門分化の先には失われつつあるものもあります。それは一言で言えば「患者さんを全体で診る」という、かつての「かかりつけ医」が行っていた医療です。診るのは体だけではなく、心も一緒です。あるいはその患者さんの生活のバックグラウンドまで見て患者さん全体を理解していく、さらに地域全体まで見ていく、というような医療です。

そこでは医師は、患者さんの顔をしっかり見て話を聞き、体に触れ、心にも触れて診療していきます。患者さんは受診することによって、医師への信頼感と安心感も得ることができます。

現在は電子カルテが当たり前ですから、医師は患者さんの顔は覚えていなくてもパソコンにはデータが残っています。顔ではなくデータでよいわけですから、診察時には患者さんの顔を見て話を聞くよりも、いかに正確にたくさんのデータをカルテに記録するかのほうが大事になっています。

それは合理的なことで、医療の一つの進歩かもしれません。専門分化して、個別の臓器や疾患を集中して診る診療が功を奏することも少なくありません。これも合理的です。しかしそのような合理性は、専門医療には必要なことですが、患者さんにとっては、必ずしも「安心」にはつながらない結果となります。

いま、臨床医が考える「与えるべき診療」と患者さんが考える「受けたい診療、当然の診療」の間には、質的に決して小さからぬ乖離が生じています。それが患者さんの病院や医師への苦言となることは少なくありません。

一人の人間としての自分を診てくれる医療が、現代にはなくなりつつあるのです。これは、とにかく真理と合理性を突き詰めてきた現代医療の発展の陰に隠れた大きな問題点です。大切なことは、「専門医療」と「かかりつけ医療」それぞれの役割を明確にすることだと思います。

▼医療と介護の連携は、なぜ難しいのか

「2025年問題」を前に、医療と介護の連携を実現していくことは焦眉の急と言われています。最重要課題と言ってもいいでしょう。ところが、これがなかなか進みません。

その理由は、医師と介護に携わるスタッフとのコミュニケーションがとりづらいことにあります。

患者さんの現場を知る介護スタッフは、主治医に対して情報を伝え、診療に関する意見があればそれもはっきり言うべきなのですが、現実には敷居が高くてなかなか難しい。

また医師側にも、医学以外の栄養、介護、福祉などの分野との連携には、手間がかかる、時間がとれない、場がない、などの現実があります。だから頭では「医療と介護の連携が重要」とわかっていても、なかなかコミュニケーションが有効にとれないということになってしまうのです。

こうしたことも、現代医学が抱えるジレンマではないかと思います。

▼次世代に求められる、よき医師の姿とは

現代医学は、その進歩によって人々に多大な恩恵を与えてくれました。しかし一方で、さまざまな問題が生じてきました。

そのマイナス面は、後期高齢者が爆発的に増加する「2025年問題」の対策にブレーキをかけるものとなってしまいます。

第一に、病院や施設が圧倒的に不足してくる中では、すべての地域ごとに「かかりつけ医」を復活させ、できるだけ手軽な通院での療養、それが無理になったら在宅での療養、

というものを可能にしていかなければなりません。しかし「かかりつけ医」は、一つの狭い専門分野のスペシャリストでは務まりません。

また「2025年問題」の対策を考える時、医療（医学）だけで解決していくことは不可能であるという認識を深めなければいけません。

高齢者の全体的なケアにおいては、医療と同じ程度に、あるいはそれ以上に、看護・介護が重要です。社会的な介護福祉事業が不可欠になりますし、地域行政との関連もあります。それらが有機的に結びついた患者さん全体を支える仕組みが不可欠です。医師は、その全体の司令塔にならなければいけません。

医師は社会的に高い地位に祭り上げられていますが、そこから自主的に降りていって、ほかの医療以外の分野をリスペクトして連携を深める努力が必要だと思います。

いま私が実践している診療現場では、そうしたことは実は「当たり前のこと」になっています。過疎地において医師は「かかりつけ医」でなければ務まりませんし、医療だけで解決できない疾患もたくさんあります。

医療と介護（福祉）が渾然一体となっている過疎医療、地域医療では、疾患は患者さんの一つの要素にすぎないこともあります。それを理解していないと、適切な治療方針を立てることができません。

その判断は、現代医学を学んだ医師にとって、往々にして難しい仕事になります。答えは教科書に書いてありませんし、大学でも教わりません。過疎医療をうまくやっていくには、医師自身の人間性が試されている、求められていると言えるでしょう。

過疎医療には、さまざまな専門性を飛び越えた先進性が必要です。それは大学や病院で学ぶエビデンス医療から、さらに一歩進まなければ学べない先進性です。

この意味でも私は、過疎医療は最先端医療であると考えています。

日本の医療システムに必要な改革は何か

▼診療所、二次医療・三次医療の役割を明確に

医療が進歩すると、各分野の専門性が高まって、より先端的な治療が可能になります。大学病院などでは、高度な医療が提供できるようになりました。

一方で、風邪などの軽い疾患やちょっと気になる初期症状を診療する近所のクリニックが、いつの時代でも必要なことは言うまでもありません。その中間には、公立・私立の中

規模な総合病院もあります。

「2025年問題」を前にして医療改革が焦眉の急となっている日本では、こうした段階的な医療サービスを再構築して、莫大な数の患者さんを効率的に診ていくことが重要だと言われています。

日本では、もともと段階的な医療サービスがきちんと整理されていませんでした。少し前までは、町のクリニックで診てもらえばいい患者さんがいきなり大学病院の初診外来にやって来るようなことも、ごく普通に行われていました。患者さんにとっては、できるだけ大きなところで診てもらったほうが安心だという心理はあるのでしょうが、実は患者さんにとっても医療全体にとっても、これは大きな無駄です。

イギリスなどでは、町の診療所やクリニックを「一次医療（プライマリ・ケア）」、中小総合病院を「二次医療」、高度な先端的医療を提供する大学病院などを「三次医療」と位置づけて、それぞれの機能と役割をしっかり分けています。

患者さんはまず、かかりつけの診療所に受診します。まず当たり前のように「かかりつけ医」へ行き、心配事を相談し、診察もしてもらいます。原因や問題が解決すれば（あるいは継続的な受診でコントロールできれば）それでOKです。しかし、特殊な検査が必要、あるいは入院加療が必要など、診療所では対応できない状況になれば、それが可能な中小の総合病院（二次医療）に患者さんを送ります。そして、さらに高度医療が必要と判断される場合には、大学病院（三次医療）などへ紹介するのです。

二次医療や三次医療で診断がつき、とりあえず必要な治療が終われば、定期的な通院で診察や検査を受ければOKとなります。そうなれば患者さんは、再びかかりつけ医のところに戻ってくるわけです。

その線引きがしっかりできていれば、原則的に、三次医療において「紹介状のない初診」はなくなります。二次医療にも、それは激減するでしょう。その結果、それぞれの病院の持つ専門性がきわだち、効率的に機能するようになります。

「2025年問題」に直面している日本は現状を見直し、一次から三次までの医療機関の役割を明確にして、その機能を効率的に果たすことができるように、自動的に患者さんの振り分けができるような仕組みづくりが必要です。

そこで重要になるのが、地域の診療所にいる「かかりつけ医」の存在です。

▼医療全体の支えになる「かかりつけ医」とは

このような医療体制のピラミッドのいちばん底辺を支えているのが、一次医療の診療所にいる「かかりつけ医」です。医療ニーズの8〜9割は、この部分で対応できると言われています（39ページの図参照）。

「かかりつけ医」とは、どういう存在なのでしょうか。

英国などでは診療所などの一次医療を「プライマリ・ケア」と呼んでいます。日本プライマリ・ケア連合学会では、その要件として次の五つをあげています。

①近接性（accessibility）

「かかりつけ医」は第一に、気楽に、簡単に受診できることが求められます。家の近所にあること（地理的要件）はもちろん、保険医であること（経済的要件）、何時間も待たされないこと、いつでも受診できること（時間的要件）、優しくてよい先生と思われていること（精神的要件）などがあげられます。

②包括性（comprehensiveness）

これは、一言で言えば「全体を診る」ということです。

日本では多くの医師は保険診療と認められる「治療」にしか関与しませんが、「かかりつけ医」であれば、病気になる前の「予防（再発防止）」、治癒後の「リハビリテーション（復帰）」まで親身になって関与していく必要があります。

また、部位ごとの疾患だけを診て治療するのではなく、患者さん全体の心身を含めて治療を行っていかなければいけません（全人的医療）。さらに、多くの人がかかる疾患については、診療科を問わず診察できる必要があります（全科的医療）。そしてもちろん、男女を問わず、乳児・子どもから大人・高齢者まで、すべての人を診ていきます。

③協調性（coordination）

かかりつけ医は、心身の健康について唯一すがることができる近所の先生ですが、それだけで医療は完結しません。

二次医療、三次医療が必要な場合もあるし、その町の歯科医院、耳鼻科医院、整形外科医院、さらに理学療法士との連携が必要になることもあります。高齢者で介護サービスが必要な場合には、介護福祉関連の事業者や専門家との関連も欠かせません。さらに、行政サービスとの関連もあります。一人ひとりの患者さんを地域で支えていくチームの重要な分野として、かかりつけ医は存在していなければなりません。

また疾患を抱えて受診した患者さんだけが対象ではなく、他の地域住民とも積極的にコ

医療のピラミッドを支える「かかりつけ医」

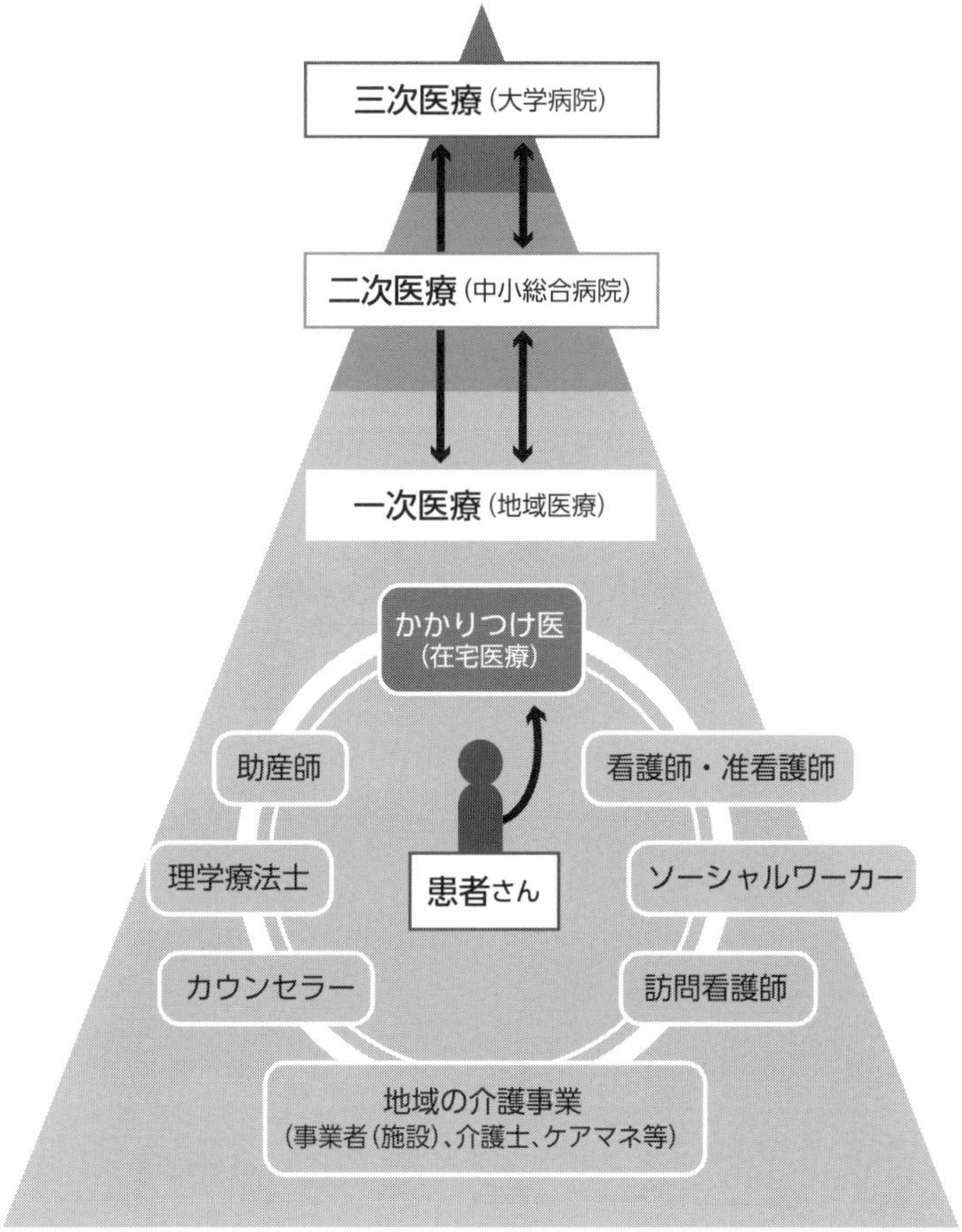

ミュニケーションを取り合う姿勢が大切です。

④継続性（continuity）

一人の患者さんを全人的に、また包括的に診ていくためには、かかりつけ医が患者さんの全方位的な情報を統括して得ていなければなりません。「かかりつけ」という意味そのものが、初診から継続して診療していき、最後の看取りまで行うということになります。したがって、急激に増えている後期高齢者などを主な対象とした訪問診療（看護・介護）も行っていく必要性が出てきます。

⑤責任性（accountability）

医師としての責任は、「かかりつけ医」に限らず、すべての医師にあります。それは、患者さんに対してすべての情報を開示し、最適な治療を提供する、という責任です。

しかし「かかりつけ医」においては、ただ疾患に対してエビデンスのある標準的な治療を当てはめて提供するだけでは不十分であることもあります。患者さんのバックグラウンドを考え、いろいろな選択肢を考え、家族も含めて十分な意思疎通を行って、個々のケースでの治療方針を考えなければいけません。また、その地域の「かかりつけ医」の後継者となるべき医師を現場で育てていくことも、「かかりつけ医」として行うべき仕事として求められていきます。

▼「かかりつけ医」たることは簡単ではない

こうしてみると、いま日本のそれぞれの地域にある多くの診療所や医師は、「かかりつけ医」の要件にはなかなか当てはまらないかもしれません。それは、これらの診療所や医師が専門医療の延長線上にあるからに他なりません。

したがって日本では、診療所が名実ともに「かかりつけ医」として十分に機能していくことは、現在では決して簡単ではありません。さらに、日本の地域から住民コミュニティというものが少なくなってしまったことも、問題をより難しくしています。

医療は目を見張る発展を遂げました。しかし、では「かかりつけ医」としての機能はどうかというと、そこについてはこれまでは価値観を認めていなかった、ということになります。科学的に見れば医療には人間性やコミュニティは関係がない、ということで発展してきたのです。

それがいま「2025年問題」に直面して、急に「やっぱり、かかりつけ医がしっかりしていなければダメだ」ということになりました。しかし、現在の医師は先輩の「かかりつけ医」を見て育ったわけではありませんから、自分が急に「かかりつけ医」になることは大変です。そこが、難しいところなのだと思います。

▼過疎医療は、将来求められる医療を実践している

ところが過疎地域の医療では、好むと好まざるとにかかわらず、医師は「かかりつけ医」たらざるをえない状況に組み込まれます。それは、過疎であるからこそ、地域住民のコミュニティが確固としてできあがっているからです。その地域コミュニティが、自然に「かかりつけ医」をつくっていく面があると思います。

「先生」としての医師が過疎地にやってきて、都会の開業医と同じようにドライに患者さんを診療しようとしてもうまくいきません。「私は医師だから医療以外のことは自分で判断してやってください、プライベートで患者とは付き合いません」という態度では、過疎医療は何もできないのです。

ただし、ほかの医療提供者、介護関連の事業所、福祉の専門家、あるいは地域の行政担当者などとのつながり、仕組みというものは、最初からあるわけではありません。そのため、医師が自分自身で介護事業所をつくったり、大学と連携して教育実習や勤務医の招聘

を行ったり、ということが必要になってきます。これも、自分でやるしかありません。

こうして、過疎医療に入ってきた時には、医師は自然に本格的な「かかりつけ医」となるべく、診療以外でも動かなければならない必要にかられるのです。

これは、人よりもイノシシのほうが多いような過疎地での動きではありますが、実は日本全体で進めていかなければならない、現代の日本医療の重要課題でもあります。特に都市部で難しいことになっている問題ですから、実は過疎医療の在り方は日本の最先端医療として、都市部の医療の手本にならなければいけないわけです。

過疎医療を実践する意義は、未来の日本の医療を考え、現実的に実践していくことにもあるのです。

実習生の雑記帳から❶

M6吉田美紀
2012年6月11日〜15日

大森医院で実習させていただくのは3回目です（笑）。エレクティブ（分野に関係なく自由に選択履修できる科目）で滑り込みました。「もう3回目だし大丈夫ですよね」という感じで目新しさはなくスタートしました（笑）。

今回の実習では、主に「医師側から見た地域医療」について経験できました。そして、総合医の必要性を強く感じました。また、臨床実習最終週には、疲れた心と身体をリフレッシュさせることができ、非常に実りの多い1週間となりました。たいへん感謝しています。

将来は地域医療をやりたいと考えているので、大森医院で行われているような医療提供に携わりたいという目標ができたことは、私の中で非常に大きな経験となりました。温泉や美味しい料理も満喫しました！　また来たいです！

実習生の雑記帳から❷

M5神崎涼介
2015年9月7日〜11日

「地域での医療は最先端である」。

大森先生が最初におっしゃった言葉だ。いままで大学での研修が多く、そこで見てきたものは当然最先端の医療だと思っていたが、しかしそれはすべてではなかった。いわゆる「寿命を延ばす」という医学の最先端は、確かに大学で行われていることだ。しかし、延びた寿命で何を行うか、どう生きるかまでは、あまり考えられていない。そして、その結果として、寿命は延びたが必ずしも幸せではないという状況が生じている。ここ（里美地区）の高齢の方は、みなさん幸せそうに見える。それは、大森先生がいろいろなことを考えて地域の中で「医療の最先端」を行ってきたからだと思う。実際、多くの人が先生を信頼し、満足されていた。そして何より、自分たちがどのように最期を迎えたいのかということを考えていた。実習を経験して、患者さんの求めるものは単なる寿命ではなく、その人らしく生きる時間なのだということを痛感した。今後、高齢化がさらに進む日本でどのような医療が求められるのかをしっかりと理解しなければならない（正解はないのかもしれないが）。

大森先生は「最先端を走っている医療は『医学＋α』が必要である。その『α』の部分で人間力が問われているのだ」と、おっしゃっていた。もちろん勉強をきちんとして医学の部分の基礎をしっかりさせないことには、そもそも医師になれないし、なれたとしても役立たずになってしまう。医学をしっかりと学んだ上で「＋α」の部分を豊かにしていき、正解のない医療において最善の判断のできる医者になりたい。そのことが、医者という職業に就くことではなく、医者として生きることにつながるのかもしれない。

実習生の雑記帳から❸

M５坂口大地
２００６年

たいへん有意義な５日間でした。

近ごろ「自分はなぜ医者になろうと思ったのか」とか、「医者になれるのだろうか」といったネガティブな思いにとらわれることもありましたが、実習を終えたいまは「医者の道を選んでよかった」、「やってやる（やるしかない）！」といったポジティブな、ハイテンションな気分でいっぱいです。自分の行動が、周囲の人々、地域、ひいては世界の安心・笑顔・癒しをもたらすことができる、そんな人間になりたいと感じています。

里美の人たちは、みな優しく、とても癒されました。そして、たくさん飲んで食べて太りました（笑）。ここで蓄えた経験と「体脂肪」をバネに、これからも頑張ろうと思います。お世話になりました。

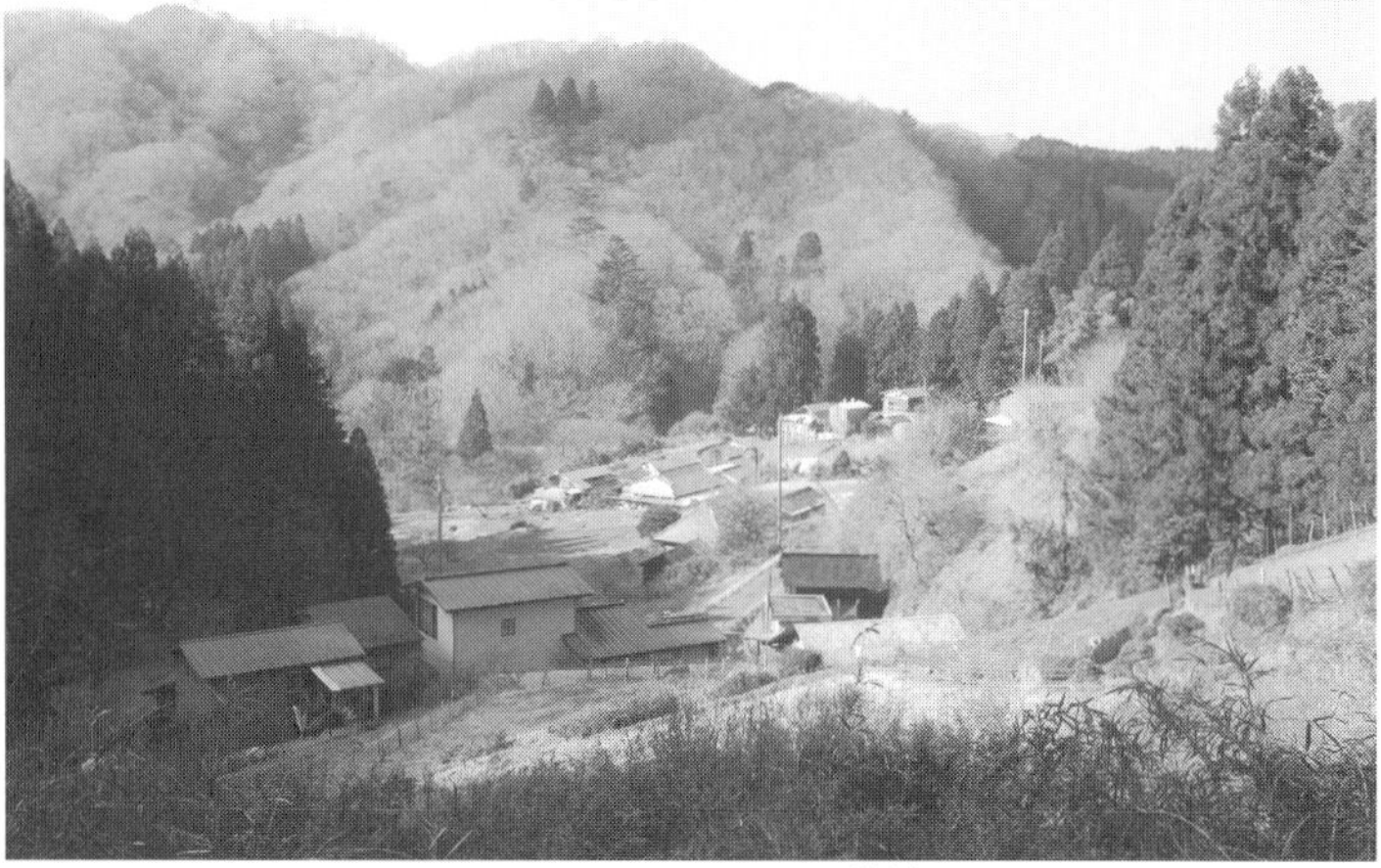

巡回診療をおこなっている持方《もちかた》地区

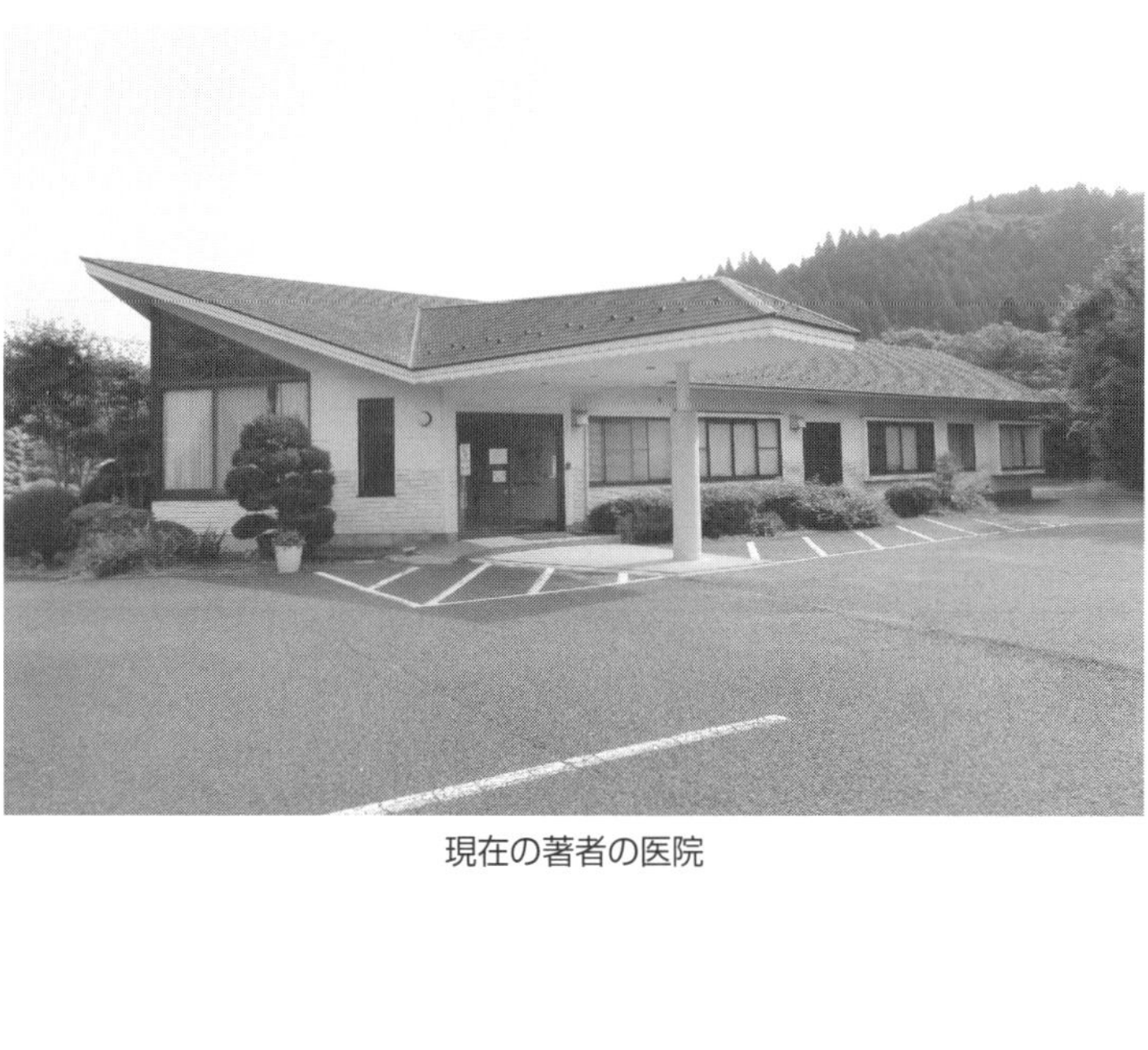

現在の著者の医院

第2章

過疎医療はおもしろい！

医師としての仕事を心から喜んでもらえる

▼都会のクリニックでは味わえない素晴らしさ

「過疎医療に携わっていて、いったい何がおもしろいのか」

一般的にはそのように思われてしまうかもしれません。何もない僻地という環境はともかくとして、そこで提供する医療サービス自体にやりがいが見出せないのではないか、おもしろくないのではないか。そういう印象を持つ人も多いと思います。

しかし実際にやってみると、まったく逆です。都会のクリニック診療では得られない「おもしろさ」が、過疎医療にはあります。教育実習で当院にやって来る研修医たちも、最初は「ねばならぬ」で来ている感じがありありと見えても、帰っていく時には素晴らしい表情になっています。過疎医療のおもしろさに触れてしまったからです。

過疎医療のおもしろさを列挙するとしたら、まずあげておきたいのは「住民に喜んでいただける」ということです。この点からお話しを進めましょう。

▼大学病院での外科医としての経験と比べて

私はもと外科医です。40歳までは肝胆膵の専門医で、毎日のように手術をしていました。外科は、医療全体の専門性とは少し意味が違いますが、やはりつきつめて部分を扱う分野です。健康全体を診る総合診療とは、対照的なフィールドと言えるでしょう。

そんな私が、ここ里美地区へやって来て過疎医療なるものを始めて、いろいろなことに驚かされました。その一つが「患者さんたちが私に対して感謝の気持ちを表してくれる」ということでした。それは過大すぎると思われるほどです。

もちろん外科医も感謝されることはあります。しかし、その質がまったく違うのです。たとえば、胆のうがんの手術では肝臓・膵臓を切り、胆のうも胆管も取ってしまいます。その手術は10時間くらいかかります。外科医にとっては大変な労働ですが、家族や患者さん本人にも大変に長い時間となります。それがようやく終わって、手術の目的が達せられたことを家族や本人に伝えると、もちろん外科医も感謝の言葉をいただき、喜んでもらえます。

しかし、私にはもう一つ付け加えてお伝えしなければならないことがあります。

このような大手術をして、術後も患者さんは頑張ってリハビリをして退院されていくのですが、やがて1年もたたないうちに再発して戻ってこられるケースも珍しくはありません。手術の成功を伝えた私は、「よかった」とホッとしている家族や本人に対して、「ただし、手術の成功で完全な治癒に至ったわけではありません。再発の可能性もあり、継続して治療は続けなければいけません。厳しい状況は依然として続いています」

そのように伝えなければなりません。その言葉を聞いた家族や本人は、失望した表情になり、その表情のまま帰っていきます。

それは当然だと思います。一人になった私は、長時間の手術後の疲労した脳裏で「いったい何のためにやっているんだろう」という思いにとらわれてしまうのです。

膵臓がんや胆道がんは早期発見が難しく、手術できても治癒の可能性は低いという面もあります。それにしても、外科医として自分が一生懸命にやった仕事に対して、患者さんとともに気持ちが晴れ晴れとなるような機会はほとんどなかった、というのが実情でした。

▼医療が貴重な過疎地だからこそ

ところがここ里美地区では、患者さんは私に対して心から喜んでくれます。

もちろん、過疎地にもがんはあります。

「先生、検診で胃がんにひっかかっちゃったけど、どうしたらいいがっぺ」などと相談されることがあります。そこで「すぐ病院で診てもらってください」と言って、紹介状を書きます。私がやるのはそれだけです。それでも、患者さんがよくなって病院から帰ってくると、必ず私に報告してお礼の言葉を伝えてくれます。

「先生のおかげでよくなったよ。ほんとにありがてぇ」

私がいなかったらダメだったと言って、心から喜んでくれるのです。

私としては、大学で外科医をやっていたころとのギャップが大きく、当初は戸惑いがありました。しかし、病気に対する不安な気持ちを、かかりつけの医師に支えてもらったことが、このうえなく素晴らしい喜びとなるのでしょう。

喜んでもらえるのは、たとえ患者さんが亡くなったとしても変わりありません。

里美地区に来て私は訪問診療も行うようになり、自宅での看取りをサポートすることも多くなりました。最初は自宅での看取りが不安だった家族も、最後は患者さんとの素晴らしい残りの時間を過ごすことができるようになります。そして最後に亡くなれば、

「先生のおかげで家族みんなで心安らかに見送ることができました。本人も喜んでいたと思います。ありがとうございました」

と言っていただけるのです。私自身も心から「よかった」と思いますし、感動が得られます。

そんな夜は、御礼にいただいたタケノコの煮つけをつまみながら晩酌しつつ、自分の仕事が少しでも住民の役に立っていることの手応えを感じたりしています。

▼70年前の祖父の仕事にいまも感謝している人たち

私が岩手の大学病院から実家でもある当院に帰って来たのは、平成5年（1993年）のことでした。そこは、私の祖父が大正13年（1924年）に開院した診療所です。

父を継いで3代目の院長となって間もなくのこと、私は妻からおもしろい話を聞きました。その日、妻はガソリンスタンドで見知らぬ男性から話しかけられた、と言うのです。

「あなた、若先生の奥さんか？」

「はい、そうですが……」

そう妻が答えると、その男性は帽子を取り、ゆっくりと近づいてきて、こんな話をしてくれたそうです。

「自分は、彦馬先生（私の祖父）から命を助けてもらった人間なんだよ。生まれたばかりの赤ん坊のころ肺炎になって死にそうになったんだが、彦馬先生は、そのころどこへ行っても手に入らないような薬（抗生物質でしょう）を持ってきてくれて注射してくれたそうだ。それでオレは助かったんだと。物心つくような時分から、オレはその話を親から聞かされてきたんだよ、彦馬先生は命の恩人だって。いまも感謝してるよ。どうか、若先生にもよろしく伝えてください」

▼亡き祖父からのメッセージだったのか？

妻からその話を聞いて、私も驚きました。

それは、その時点で70年も前の話なのです。赤ん坊の（あるいは自分自身の）命を救ってもらったということは、確かにとても大きなことではありますが、それが70年経過してもしっかりとその人たちの胸の中で生き続けていたということに、私はちょっとした衝撃を覚えました。

診療の結果が代々、地域の人々のあいだで伝説のように語り継がれている、そのことを新任の若先生に聞かせる（妻を介してですが）。そんなことには小説の中でしか出会えないのではないかと思います。しかし、この里美村（当時）には残っていたのです。この地で医師がどのように見られているのか、よくわかるエピソードではないかと思います。

私は（正直言って）こちらに戻ってきた当初は、人口も少ないし患者さんもたくさんいないだろうから、ちょこちょこと外来をやってあとは遊んでいられるんじゃないかと、そんな軽い気持ちがありました。

ところがその話を聞いて、これはえらいことだぞと思いました。祖父は、そんな甘い考えの私を見て、妻とその男性を出会わせたのかもしれません。「そんないい加減な気持ちでやるものではないぞ」という、厳しいメッセージを私は祖父から受け取ったように思えました。

そしてそれは現実であり、私の悪戦苦闘が始まったのでした（その詳しい経緯はあとの章で述べるつもりです）。

▼過疎医療で研修医も変わる

半年交代で研修にやって来る筑波大学の若き医師たちが、半年後に大学に戻る時には、地域の住民との人間関係ができていることもしばしばあります。

最初は研修単位のためだけに来ていた研修医たちも、ここで医師（私）と患者さんや家族（地域の住民）との深い交流を見て、それまでの医学勉強とは違った価値観を学んでいくのです。それは、過疎医療のおもしろさだと思います。

過疎地域でなぜ医師が受け入れられ、感謝され、喜ばれるのかというと、そこにもともとコミュニティがあるからです。患者さんと医師の関係は密になります。

そして当たり前ですが、医師が少ないからです。ですから、私たちを心から大事にしてくれるのだと思います。

症例

こちらが感動をいただくことも多い（看取りの症例）

◎末期がんのおばあちゃん

過疎地域のような田舎では、人間関係は決して一方通行ではありません。人と人との間には、それぞれの「思い」がいつも行ったり来たりしています。

心配しては心配され、お節介を焼かれてはお節介を焼き、感謝しては感謝される。そういう関係は、都会では考えられないほど強いものです。

過疎医療に携わっている私たちは、患者さんや家族に心から感謝したいという思いにさせられることもたくさんあります。これも、過疎医療の素晴らしさだと思います。

東山サチさん（仮名・88歳）は、末期の膵臓がんでした。治療の手立てはなく、自宅で息子さん夫婦に面倒を見てもらいながら療養していました。よかったのは、末期がんであっても痛みがさほど強くなかったことです。

しかしサチさんには、少し認知症がありました。ふさぎこんでいることが多く、家族はその様子を心配していました。ただし私が診療に訪れる時はとても穏やかですし、優しい表情で診察を受けてくれるのです。

「先生の顔を見るとホッとする」

そう言ってくれるので、2～3日に一度くらい頻繁に顔を出すようにしていました。

◉在宅での看取りに家族が不安

私が訪問診療を行うようになって2か月ほど経過した時、サチさんの容態はいよいよ危ない状態になりました。

息子さんご夫婦は当初、「これ以上、家で看るのは無理だから入院させてほしい」と言っていました。よくうかがうと、在宅で看取ることに不安があったのです。

しかしサチさん自身は、「家にいたい」と言います。息子さんたちも、そのお母さんの気持ちは重々承知しています。できれば家で看取りたいと思っているのですが、やはり容態が急変した時に何もできないのではないか、そのまま先生もいないところで亡くなるのではないか、それが怖くて不安だという気持ちが強かったのです。

私は、このように話しました。

「何かあれば、24時間いつでも私に連絡してもらってかまいません。すぐに駆けつけます。ここまで看病してきたお母さんを在宅で看取るのは、何にも代えがたい価値があると思います。お母さんはそれを望んでいるし、ご夫婦もできればそうしたいと思っているなら、私たちは最大限のサポートをします」

息子さんは、こう答えました。

「では、いよいよとなったら入院させてもらえますか？　先生がそう言ってくださるなら、うちでできるところまで頑張ってみます」

しかし結局、サチさんが亡くなる1週間ほど前に私が「そろそろですから入院しますか」と訊ねると、ご夫婦そろって「いえ、このまま家で看ます」と言ったのです。

◉訪問看護師、ケアマネジャー、介護士など、チームの力が大きい

私は、たくさんの在宅での看取りに立ち会わせていただいていますが、ほとんどの家族

は、不安の中で患者さんを看ていきつつも、最後には「自宅で看取りたい」と力強く言ってくれるものです。大丈夫だ、できる、在宅のまま看取りたい、そう確信するものです。

これは、訪問診療を行っている医師に対する信頼の表れだけではありません。もっと大きいのは看護師や介護士の存在です。彼ら彼女らは、医師よりももっと深いところで患者さんや家族と結ばれ、「この人たちと一緒なら大丈夫だ」という安心感と信頼感をもたらしてくれています。

実際、看護師や介護士がいなければ医師は何もできません。在宅医療を行う医師はそのことをいつも忘れてはいけないのです。

◉在宅での看取りは感動の場面

サチさんの最期が近くなってきた時、ご夫婦はたくさんの親戚に連絡したようです。亡くなるその時は、お孫さんの家族が（曾孫さんまで）20人以上もサチさんのベッドの周りに集まっていました。私と看護師は、部屋の隅で見守っていました。

いよいよその時になって私が確認し、ご臨終を告げると、

「おばあちゃん、ありがとう！」

「おばあちゃん、もう一回起きて！」

「おばあちゃん、おばあちゃん……」

みなさん、涙ながらに口々にお別れの言葉を発していました。サチさんの表情も、とても穏やかで満足げでした。

私が再び部屋の隅に戻ると、看護師もポロポロ涙をこぼしています。

彼女はあとで、こんなふうに言っていました。

「感動させていただきました。私もあんなふうに死にたい」

確かにドラマ以上に感動的なシーンで、やはり家族とはいいものだ、人の死というのは決してマイナスなことだけではない、ということを強く感じさせられました。

「サチさんとご家族に、ありがとうと言いたいです」

看護師は、そう付け加えていました。

医師も看護師も、そして介護スタッフも、まさにプライスレスな価値のある現実を見させていただき、また明日への新しい力を得ることができたと思います。

過疎地域にもいろいろな病気がある、全人的医療のおもしろさがある

▼さまざまな病気があり、診断・治療の判断も簡単ではない

過疎医療のおもしろさの二つ目としては、いろいろな疾患があり、治療のニーズがあるということです。そして、患者さんごとのケースで医師が治療方針を判断していかなければならない、というところにもおもしろさがあります。これは「かかりつけ医」にしか味わえないおもしろさだと思います。

過疎地域には人口も少ないし、後期高齢者ばかりです。実際、私のいる里美地区では高齢化率は50％に近いほどです。そのような地域では、医師の仕事は単調でつまらないものではないかと思われているかもしれません。しかし、実は過疎地にもいろいろな種類の病気があります。珍しい病気を診ることもありますから、患者さんを総合的に全人的に診て、いつも注意している必要があります。

また、高齢者医療は、実はきめ細かい感性を必要とするおもしろい医療です。

高齢者に対する治療は、小児科の治療が大人の治療の縮小版ではないのと同じように、

一般的な医療をそのまま高齢者に当てはめればよいわけではありません。

その理由は、高齢であるから若い人の心身と同じように考えてはいけない、ということだけにとどまりません。70年も80年も生きている患者さんたちは、体も心も、それぞれの個性を持っています。一人ひとりの人生が違うように、それぞれの高齢者はバックグラウンドが違うのです。それを理解しないで、一律に治療していくことはできません。

▼一筋縄ではいかない高齢者医療

さらにお年寄りというのは、いろいろな疾患を同時に抱えているものです。心臓が悪く、糖尿病もある。腰も痛いし、夜は眠れなくて困ると訴える。そのうえ認知症の疑いも濃い。それくらいは当たり前のケースですが、そのすべての疾患や症状に十分な薬物療法を行ってしまうと、飲みきれないくらいの薬を出さなければならなくなります。

しかもお年寄りは、若い人のようにはっきり症状が現れないことが多いのです。肝臓病で黄疸が出ているほどなのに、何も訴えず畑仕事をしていたりします。妙に顔が黒く見えるので訊ねると、

「そうか？　何ともねえぞ。どうせ陽に焼けたんだろう」などと言うのです。

「じゃあ、食欲は？」

「ありますよ」

「変わったことはない？」

「そういえば最近オシッコがちょっと濃いかな。ウーロン茶みてえに」

それではということで血液検査をすると、入院して安静が必要なほど肝機能が悪くなっていたりします。

このように、お年寄りは大きな病気が隠れているのに、まったく症状がなかったり、気がつかなかったりすることが、しばしばあります。なかには、診察の時になると、それまで訴えていた症状がなかったかのように「どこも何ともねえ」という人も少なくありません。そうした、隠れている重大な疾患を見逃さないことはとても重要です。

▼患者さんや家族のバックグラウンドも考えた診療

たとえば、胃がんの患者さんは都会でも田舎でも、どこにでもいます。外科医だったころは、手術を受ける患者さんとして私の前に現れます。その患者さんについては、すでに手術で腫瘍などを摘出するという治療方針が主治医によって決められています。

里美地区でも胃がんの患者さんは現れます。胃がんであることがわかり、手術もできる段階で、手術によって完治も期待できます。ところがその患者さんが手術をするかどうかはわかりません。手術をしない理由が、医療とはまったく別のところにあることもあります。過疎地域の「かかりつけ医」は、患者さんや家族の思いをしっかりとくみ取り、判断していかなければなりません。

その最終的な判断は誰が行うのかも、注意深く考えなければいけないのです。

症例 息子夫婦に迷惑をかけたくないと、手術を断ったお母さん

80代のおばあちゃんが「お尻から血が出る」ということで、町の病院を受診しました。検査してもらったところ、診断は「直腸がん」でした。幸いなことにまだ初期段階で、病院からは手術を勧められました。

ところが、彼女は手術を断ってしまったのです。本人の意志は固く、家族も「それならしかたがない」と、本人の意志を尊重しました。

その後、がんは進行して腹痛を訴え、私の診療所にやって来ました。腸閉塞を起こしか

けていました。

私は、彼女はなぜ手術を断ったのだろう、というところが気になりました。

診察室で二人になった時に聞いてみました。

「最初に手術を受けていれば、こんな苦労はしなくてすんだんだけどね。なぜこんなになるまでガマンしてたんですか」

彼女は下を向いてしまいます。

「どうして手術を受けなかったんですか？」

私はさらに聞いてみました。すると、意外な答えが返ってきました。

「息子に迷惑をかけたくなかったからね……」

それは、経済的な問題だったのです。手術の費用を息子夫婦に負担させるわけにはいかない。こんなに年をとってまで迷惑をかけたくない。そういうことでした。

最初の段階でその気持ちがわかっていれば、方法はいろいろとあったはずです。それなりの治療方針を立てることができたはずです。しかし、二次医療の立場にある病院では、医師はそこまで深く患者さんに関わることができません。自発的に手術を受けない理由、その思い（悩み）を訴えれば別ですが、ただ「手術はしません」という一点張りであれば、それ以上は関与できません。

そこに疑問を感じ、何とか聞き出して理解しようとするのが、「かかりつけ医」の役割でしょう。何かしらの対策はできるからです。

それは医学部のテキストには書いていないことなのですが、それがあるから過疎医療はおもしろいと言えるのです。

過疎医療では、「答え」が得られる

▼患者さん個人を継続的に診ていくことができる

臨床医というのは、外来・入院を問わず膨大な数の患者さんを診察します。その経験の積み重ねは、医師としての力を支えていると言えるでしょう。

しかし、いろいろな患者さんを診ているとはいえ、個々の患者さんの「その後」についてはわからないことが少なくありません。胃がんで手術をした患者さんがよくなったということはわかっても、その後の人生でどのような疾患になって、どのようなかたちで一生を終えていくのか、執刀医にはわかりません。

たくさんの症例は持っていても、それは疾患と経過の症例（ケース）であって、その患者さんの人生も含めた症例ではありません。医師は個々の病気を診る存在で、個々の患者さんの医療顧問として雇われているわけではありませんから、それは当然です。

一方で、過疎医療での診療は「かかりつけ医」として行っていきます。ですから、長い期間にわたって患者さんと関われることになります。

そのような中で医師（かかりつけ医）は、よい結果にしろ悪い結果にしろ、すべての答えを目《ま》の当たりにすることができます。これは、「かかりつけ医」ならではのおもしろさと言えるでしょう。

▼判断の答えが目の前に現れる

たとえば、外来を訪れた患者さんに消化器系のがんが気になった時、診療所やクリニックの先生はその旨を記して中小病院への紹介状を書きます。

患者さんは、それを持って病院へ行きます。診断がつけば、その病院の担当医が主治医となって治療が進められます。あるいは病院に入院したり、通院となることもあるでしょう。町の診療所やクリニックの医師であれば、そこから先、その患者さんのことはわからなくなってしまうことが少なくありません。

そうなると、医師が患者さんを診て「ちょっと気になる」と感じて精密検査を依頼した自分の判断が、正解だったのか、間違っていたのかわかりません。あるいは紹介状の返事で診断がわかっても、その後の経過は途絶えてしまいます。しばらく気になったまま過ごすものの、そのうちその患者さんのことは忘れてしまう、その連続です。こうして医師の意識としては、毎日の外来診療の仕事がルーチンワークで流れ作業的になってしまうのはやむを得ません。

医師は医療というシステムの中の一つの歯車であると考えれば、割り切って仕事ができます。しかし医師自身の成長、職業の中での自己実現、毎日のやりがいというようなことで言えば、自分の判断の答えがわからないままというのは大きなジレンマとなってしまいます。

しかし、そのようなことが過疎医療にはありません。医師として行ったことや判断したことが、結果として自分の前に見えてくるのです。これも、過疎医療に医師として携わる魅力、おもしろさになっていると思います。

▼過疎医療は、なぜおもしろいのか

患者さん（住民）との密着度が高い、感謝され喜ばれる、医師としてやった結果が現実となって見えてくる、そういった医療の魅力は、現在の日本では過疎医療独特のものになっているかもしれません。

地域のコミュニティは、都会では少なくなってしまいました。少子高齢化がエスカレートして、前章で見てきた「２０２５年問題」がクローズアップされてくると、地域にコミュニティがないことは、この問題の解決を難しくしている、一つのネックとなっていることがわかってきました。

たとえば認知症という病気は、昔ながらの地域ネットワークがある地域の方が対策がとりやすいのです。地域が支えてくれる面があることと、本人が住み慣れた地域社会にいることで安心できているからです。

都会のようにコミュニティの少ない地域では、高齢者は夫婦だけで暮らしているか独居で、家にこもり、人との交流が次第になくなっていきます。認知症は進行し、周辺症状が悪化しやすくなります。近隣も、どこの誰が認知症なのかもわからず、何かあればすぐにトラブルに発展してしまいます。

一次医療（プライマリ・ケア）としての「かかりつけ医」の概念も、地域コミュニティの消滅とともに人々の意識からなくなり、地域医療が機能しなくなっています。

国は「地域包括ケアシステム」や認知症問題に対する「新オレンジプラン」などで地域の連携やコミュニティの大切さを指摘し、それらを再び取り戻して再構築させようとしています。

簡単に言えば「地域のお節介」とか「地域のつながり」というのは、それくらい大切なもので、私たち人間社会には不可欠なものだった、ということなのでしょう。それが過疎地域には残っている、そのことこそ、医師が過疎医療に感じる魅力、おもしろさ、やりがいなのだと思います。

症例　高齢者は入院で悪くなる？

◉90歳の高齢者が転んで圧迫骨折

西澤さね代さん（仮名・90歳）は、過去に小脳梗塞を起こしたことがあります。

小脳は歩行に関係があるので、よくなって退院したあとも歩く時に少しふらつくことがありました。さね代さんもそうだったのですが、過疎地域で暮らしているお年寄りには、そんなことは関係ありません。毎日、畑に出ては作業をしています。

ところがある日、畑の斜面で足がからまって転んでしまいました。

腰の激痛で一歩も動くことができなくなったので、救急車で病院に運ばれました。診断は腰椎の圧迫骨折でした。入院して安静を保って痛みを鎮め、できるだけ早くリハビリを進める、ということになりました。

ところが、困ったことがありました。さね代さんは入院食を一口も食べようとしないのです。主治医は、食べないのは胃か腸に問題があると思ったのか、胃カメラや腸のファイバースコープ検査を行いました。そのせいで、さね代さんはさらに元気がなくなってしまいました。入院してもベッドに寝ながら元気にしゃべっていたのに、いまは目をつぶったまま呼びかけにうなずくだけで、返事もしなくなってしまったのです。

食べなかったのは、おそらく食事が口に合わなかったからでしょう。あるいは、入院のストレスで食べられなかったのかもしれません。90歳ですから、胃カメラや腸の検査をする前にやるべきことはあるはずですが、そこを柔軟に考えられないのが病院です。

息子さんは怒って主治医とケンカして、さっさと自宅へ連れ帰ってしまいました。

お年寄りが退院する時は、普通ケアマネジャーがつき、カンファレンスが行われて退院後の療養体制が決められます。しかし、そのようなかたちで退院してきたので、病院での会議などありません。さね代さんは自宅に帰っても動くことができず、通院もできません。以前から通院して薬をもらっていた診療所では、「在宅医療は行っていません」ということでした。それで、私に話がまわってきたのです。

◉高齢者の場合、入院の判断は慎重に

ご自宅を訪問してみると、さね代さんは高熱が出ていました。肺炎を起こしていたのです。抗生物質の点滴を毎日行いました。年齢のこともあるので、私はかなり危険な状態と判断し、毎日診療に訪問しました。幸い病状は少しずつ改善していき、10日ほどで自分で食べられるようになりました。こうして無事、肺炎から回復したのです。

肺炎が治ると、さね代さんの元気も出てきました。食欲は以前と同じように旺盛となり、間もなく歩き始めました。もう腰もさほど痛くないようでした。

「高齢の女性が腰が痛くて救急車で運ばれてきた、検査をすると圧迫骨折がわかった」。

このような時、普通は入院させて治療を行うのが妥当という判断になります。しかし高齢者の場合は、必ずしも正解ではありません。動けなくなっている部分(腰)のトラブル

だけに注目して、それを治すことだけにとらわれて治療してしまうと、肝心の全体（生命力）をダメにしてしまう、そういうことが高齢者では非常に多いのです。

特に、お年寄りの入院は慎重にならなければいけません。たとえ認知症などがなくても、入院してまったく環境の違う病室に寝泊まりさせていると、お年寄りは夜間妄想が出ることが少なくありません。

若い人でもたまに、旅先の旅館などで少しお酒も飲んで就寝したあと、夜中に目覚めて「ここはどこだっけ」と、一瞬わからなくなることはあると思います。すぐに我に返りますが、お年寄りにはそれができず、混乱して大声を出したり病院内をさまよったりする、それが病院での夜間妄想ではないでしょうか。

また、たとえきちんと入院生活を送っているようでも、本人の中では入院による大きなストレスを感じているはずです。肉体的にも、自宅で過ごしていた毎日の生活と大きく異なります。それも、お年寄りには大きな負担になります。

こうして、入院によってお年寄りの全体の生命力が落ちてしまうのです。

お年寄りの治療は、たとえ救急の場合でも冷静に全体を考えて判断しなければいけません。特に入院に際して注意する必要があるのは、このためです。

実習生の雑記帳から❹

１週間、ありがとうございました。大森医院での実習は、いままで受けてきた大学病院での実習とはまったく違うことが多く、発見の連続でした。「こういう医療過疎地が日本にはたくさんある」ということは、頭ではわかっていたけれども、実際に見ることができて自分の見聞が広がった気がします。地域医療の重要さを実感できました。大森先生はじめ、すべての方々が本当に優しくしてくださり、とても嬉しかったです。

M５布施将太

実習生の雑記帳から❺

M４山野真由美
２００７年９月７日

大森医院のみなさん、５日間お世話になりました。本当にありがとうございました。

昨日の夜から台風9号が直撃……。「大雨が降るとすぐに止まっちゃう」という水郡線がやはり動かず、今日の午後に帰れるのかどうか、まだわかりません。まさに想定外！という感じです（笑）。

医療にしても交通にしても、街なか暮らしの私には当たり前だと思っていたことが、決して当たり前ではない地域があるんだということを実感しました。

外来にしても訪問診療にしても、さまざまな制限や不便さもあるけれど、そこで行われている医療には都会にはない温かさを感じます。私たちにはわからない苦労がきっとすごくたくさんあるのだろうと思いますが、こんなふうに働ける医師やスタッフは幸せだなあと思いました。

治療のために診療所に来ているのに先生やスタッフの方々と楽しそうに生き生きとお話をして帰っていくみなさんは、とても患者さんには見えませんでした。ファイルがはちきれんばかりの分厚い診療録の山に、この地域に住んでいる方々と大森医院との深いつながりを感じました。

さあ、私は今日帰れるのでしょうか？　わかりませんが、とりあえず14時からの回診へ行ってきます♪

実習生の雑記帳から❻

M4山本絵里
2007年9月7日

5日間という短い時間でしたが、大学病院では見られないものを見て、たくさん経験できた、濃密な時間でした。都市部の病院より使えるものは少ないし、大学病院だったら気軽にできる検査もここでは難しかったりします。そんな中でも「一つ一つの症例」というより、「一人一人の生き方」に対してどうアプローチしていくか、何ができるかを考えていく先生方やスタッフの方の姿勢に、改めて「医療とは何か」を考えさせられました。

また、医師が関わることによってより充実したケアが可能となるグループ（施設）づくりを実践してきた大森先生と、人生の最終ステージでの生活にこだわって「えみの里」をつくってきた奥さんの企画力・行動力には、本当に感動しました。このような施設づくりが、地方・都市を問わず全国に広がることを願います。

また、美味しい魚、美味しい病院食、のどかな風景の中の散歩、少し遠回りして見せてもらった牛、初めて食べた採れたてのアケビ……。旅行気分もばっちり味わえました。

第3章

里美地区の過疎医療
……その現場から

喜ばれる「かかりつけ医」になるために

▼医療問題を解決する鍵は「かかりつけ医」

里美地区の診療所の近くには、樹齢500年を超えるケヤキの木があります。500年前というと戦国時代です。悠久の時の流れを感じざるを得ません。

それでも、ここで暮らしていると500年という時間はさほど奇異には感じられません。時間の流れは、喧騒の町中とははっきりと異なっています。

里美地区に何百年と続く大自然は何事にも動じないように見えますが、住民が抱える医療問題はこれから10年、20年の激変を前に大きな動揺を内包しています。

里美地区を含む茨城県常陸太田市の人口推計を見ると、65歳以上の高齢者の数は2035年まで約1万8000人とほぼ同数で、変化はありません。ところが65歳以下の人口は大きく減少して約半分になります。その時、2015年の段階で34%だった同市の高齢化率は、50%近くに到達してしまうのです。

それは現在の里美地区の状況そのものです。

若い働き手が激減するということは、医師の数もどんどん減っていくということです。いま人口約5万人の常陸太田市には、医師が37名います。人口10万人あたりに換算すると71名になりますが、これは全国平均の3分の1以下という数字です。

さらに悲観的になるのは、この37名の医師の中にも高齢者が含まれている点で、実際に医師として働いているのは人口10万対65名ほどではないかと考えられます。

医師という職業に限ってみても、高齢化は同じように進んでいます。現在、65歳以上の医師は全体の35％を占めていて、その多くは2025年には75歳になります。「2025年問題」というのは、後期高齢者が爆発的に増えると同時に、臨床で働ける医師が爆発的に減少する問題でもあるわけです。

ここ里美地区ではその問題が少なくとも25年前から始まっていた、ということを、これまで述べてきました。

里美地区で私が行ってきたことは、ひと言で言えば「地域全体のかかりつけ医になる」ということでした。寝たきりの人も、過疎地域にも認定されない集落の人も、施設に入る人も、すべての人の「かかりつけ医」になることが不可欠だったのです。

言い換えれば、過疎地だろうが町中だろうが、そこに暮らすすべての人が「かかりつけ医」を持つことができれば、「2025年問題」の解決は大きく前進するということです。

本章では、もう少し各論に踏み込んで、「かかりつけ医」とは何か、その要件はどのようなものがあるのか、より具体的に考えてみたいと思います。

症例

奥さんは脳梗塞で意識障害、旦那さんは酒飲みの認知症

◉お酒に水を混ぜて旦那さんの肝臓を助けた奥さん

早川良枝さん（仮名・85歳）は、里美地区から少し離れたところから当院まで通院されています。旦那さんと二人暮らしです。

旦那さんは毎日5合は飲まずにいられないほどの酒豪で、とうとう肝臓を悪くしてしまいました。同じころ認知症も起こってきて、良枝さんに文句を言うようになったようで、二人はいつもモメているようでした。

それでもやはり、お年寄りは連れ合いと一緒に暮らしているのがよいのです。良枝さんはこう言って笑います。

「晩酌をまったく禁止してしまうと亭主が怒るからね、小さいコップに1杯だけは普通に

飲ましてやるの。でも2杯目からは少しずつ水で薄めてね。5杯目なんてほとんどお水。でも喜んで飲んでるからいいのよ」

これも奥さんだからできることなのでしょう。おかげでご主人の肝機能は回復し、認知症のわがままな症状も少なくなりました。認知症の困った症状に対しては、医師が薬で抑え込むのではなく、家族の対応の仕方を工夫することがまずは大切になります。

◉思ったとおり、寝たきりから驚異的な回復

この良枝さん自身、大きな病気から奇跡の復活をとげた過去があります。2010年ごろ、脳梗塞を起こして寝たきりになってしまったのです。自宅で療養していましたが、寝返りが打てないので床ずれ（褥瘡）ができ、どんどん悪化していきました。それで、当院の訪問看護を利用するようになったのです。

看護師が訪ねてみると床ずれはかなりひどく、毎日の処置だけではとても良くならないと判断して、私が訪問診療を行うことになりました。

私がうかがうと、確かに良枝さんの床ずれはひどい状態でした。また、意識障害についても気になることがありました。半身麻痺があるわけではないし、意識もあるようなないような感じで、普通の脳梗塞の意識障害とは違う感じがしました。

私は在宅で診ていくことは困難と考え、診療所への入院を勧めました。入院後、床ずれは少しずつ良くなりました。また、ベッドに寝たままリハビリも行っていくと、2か月後にはベッドの上に起き上がることができるようになりました。さらに続けると3か月後にはベッドを降りることができるようになり、歩行訓練も始まりました。そして4か月後には、自分で歩いて退院したのです。

意識障害は脳梗塞によるものなのか、よくわかりません。脳梗塞があると言われてから、おそらく受診していなかったのでしょう。自分で判断して、自宅で寝たきりになっていたのかもしれません。そのようないろいろな可能性を、過疎地の「かかりつけ医」は考えて判断しなければいけません。

◉「かかりつけ医」と思ってもらえることが大切

町で暮らしている人にとっては、疾患があれば継続して医療にかかるのは当たり前ですが、過疎地では診てもらったら自宅で療養する（つまり寝ている）のが当たり前です。そこに「医療」を持ってきて意識を変えてもらうことが、まずは必要だと思います。

過疎地で暮らす人々は、誰よりも「かかりつけ医」を求めています。だから外来や訪問診療で定期的に診療できれば、すぐにその医師を「かかりつけ医」と思ってくれます。それによって、自分の体に対する意識が変わりますし、医療をもっと身近な存在として感じてもらえます。

まずは「かかりつけ医」たることが大切なのです。

▼あんこたっぷりの串団子で行こう！

第1章で、プライマリ・ケアの要件について触れました。それは「かかりつけ医の要件」でもあります。あるいは、これから専門医制度の中で登場してくる「総合診療医」の要件とも重なってくるでしょう。

これらを踏まえた上で、過疎医療の実践者として多くの高齢者の「かかりつけ医」となっている私は、特に以下に述べる三つの要件が重要だと思っています。

一つ目の要件は、基本的な疾患をきちんと診ることができる、ということです。

基本的な疾患は、何百もあるわけではありません。せいぜい150くらいの一般的な疾患を押さえていれば、日常の診療で困ることはありません。これは第一に必要なことです。

二つ目としては、感性を持っている、ということです。それは人間としての優しさがあり、人間味があり、コミュニケーション能力が高いということです。患者さんも人間ですから、医師も人間としての評価を受けます。その価値が医療に役立ちます。

過疎医療の実習に来る学生には、よく「団子の話」をします。三つの白い団子が串に刺さっていて、あんこが付いている、あれです。その全体を医師だとすると、団子本体は医療技術、知識、診断能力といった医師が本来持つべき機能です。

そうした医療技術が、医師としての信念・理念である串に刺さっているわけです。しかし、それだけでは味はなく、美味しくありません。あんこがたっぷり付いていなければ、団子の価値は著しく落ちてしまいます。

そのあんことは何かというと、それがそれぞれの医師の感性であり人間性です。

食欲旺盛な若い患者さんにとっては、医師の実である団子は大きい方がいいでしょう。病気をしっかり治す必要があるからです。しかし高齢者の患者さんは、あまり団子が大きいと喉につかえてしまいます。せっかくの大きな団子も体が受けつけません。

それよりも、甘くて美味しいあんこがたっぷり付いているほうが嬉しいのです。人によっては団子を残して、あんこだけなめるかもしれません。

専門医は団子の本体部分を充実させる必要があります。一方、「かかりつけ医」は団子以上に、あんこたっぷりで喜んでもらうことのほうが大切です。

▼「かかりつけ医」はキャプテンシーがなければダメ

そして私が考える「かかりつけ医」の三つ目の要件は、リーダーシップとキャプテンシー（指導力）です。

患者さんにとって「かかりつけ医」は、いちばん頼りになる存在でなければいけません。疾患に対する治療や予防についてはもちろん、それに関する相談事にもすべて答えを出せることが必要です。

そのために必要なのが、患者さんが必要とする医療と介護の連携をしっかりして、その両方のフィールドできちんとしたリーダーシップがとれる、ということです。

二次医療（総合病院）や三次医療（大学病院やがんセンター）などに紹介する場合でも、「かかりつけ医」は自分が主治医で、自分が患者さんの窓口なのだという意識を持っていることが大切です。そのような「かかりつけ医」に、患者さんは安心を感じます。

介護面との連携でも同様です。高齢者の場合には、医師のほかに、看護師、ケアマネジャー、介護士、理学療法士、栄養士など、さまざまな分野の専門家がチームとなって患者さんを支えなければいけません。その中で各スタッフと密接なコミュニケーションを取り合い、キャプテンシーを発揮してチームを有機的に動かすのは、「かかりつけ医」の重要な役割です。

たとえば介護保険では「ケアマネジャーと医師が連携して介護プランを考える」ということを要件と定めていますが、これを実践するのは簡単なことではありません。ケアマネジャーと医師が同等の立場で向き合うことが難しいからです。

そもそもケアマネジャーに限らず医師以外の医療・介護スタッフはみな、ドクターには意見など言えない、という意識を持っています。そのために医療と介護の連携ができなくなっていることがあります。

医師は否応なく、いちばん上になってしまいます。その立場にふさわしいキャプテンシーを発揮して、「かかりつけ医」は一段目線を下げて、医療・介護スタッフと向き合うことが不可欠なのです。

地域医療を支える「在宅医療」の勘どころ

▼「我が家」こそ最高の病室

在宅医療は、「2025年問題」の対策として必要であるだけではありません。

病院から退院して在宅医療を行うことによって、入院中はいくら治療を続けても良くならなかった患者さんが劇的な改善を見せることもあります。住み慣れた地域、そして我が家で自分らしく過ごすことができることは、患者さんの病気に勝つ力を強くしてくれるのでしょう。

それは医学的な論拠にはならないかもしれませんが、患者さんの身になれば、理解できると思います。治療のためだけを考えた場所は、自分の生活の場ではありません。病院では自分の好きな美味しい料理が食べられないし、我が家にはない病院のルールを守らなければいけないからです。

そこで治療を受けなければいけないストレスだけを考えても、マイナス面は小さくないことは確かだと思います。

帰れるなら帰りたい、それが患者さん、特に高齢者の患者さんの願いなのです。

その答えは、常陸太田市が2013年に立ち上げた「市在宅医療・介護連携推進協議会」が行った調査からも読み取れます。市民アンケートの結果、在宅医療を希望する人は全体の81・5%にのぼり、希望しない人は17%にすぎませんでした（次ページの図参照）。

ただし、在宅医療を希望する81・5%の中の63・2%の人は「希望はするが実現は難し

問　在宅医療を希望しますか。また、その実現は？

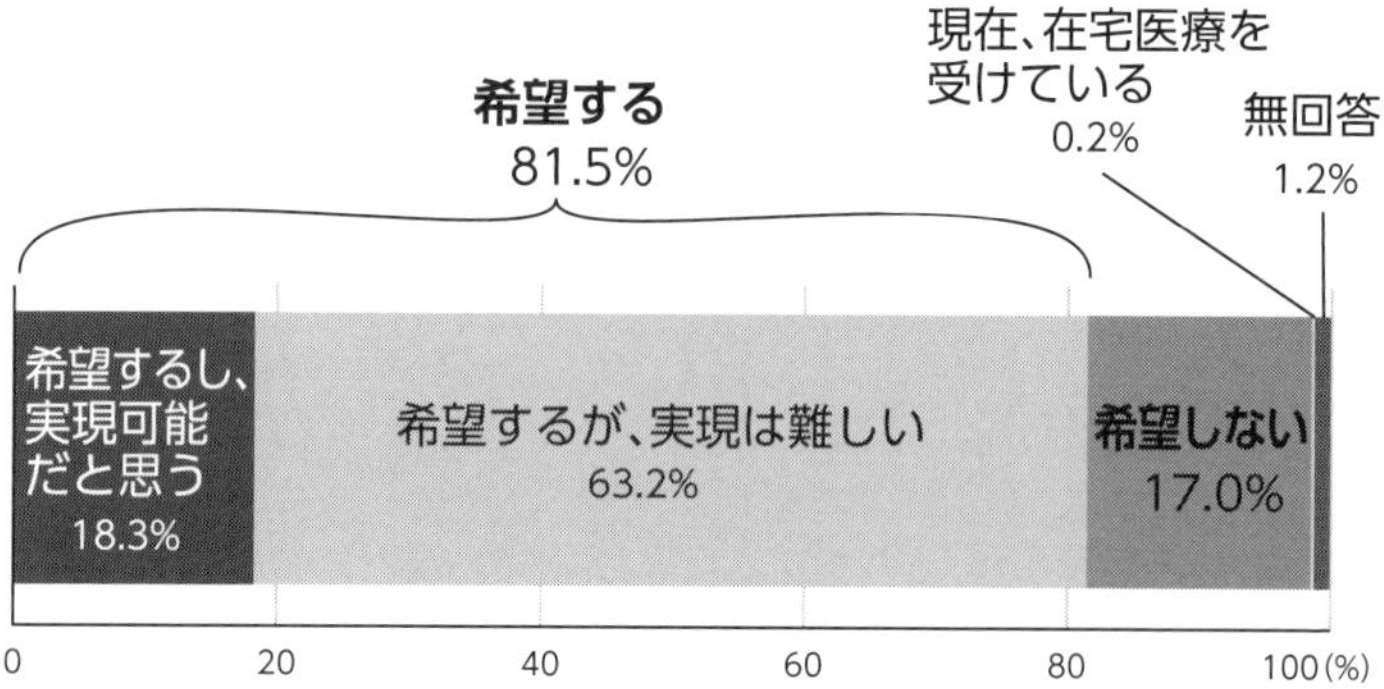

出典：広報ひたちおおた　2016年3月号

い」と答えています。在宅医療にはさまざまなハードルがあって、それをクリアすることはできないと、多くの人が考えているのです。

これは地域の医療サービスおよび介護サービスの在り方が万全ではない、環境として整っていない、ということでしょう。

「かかりつけ医」としては、帰れるなら帰したいと考えます。自宅に戻ったほうがみんな幸せだし、むしろ患者さんの状態が良くなることも多いからです。そこで患者さんの在宅医療が可能になるように環境を整えることも、「かかりつけ医」の一つの役割になってくるのです。

▼欠かせない環境の第一は、訪問診療医

在宅医療は、環境が整っていてはじめて可能になります。その第一の条件は、自宅のある地域に訪問診療を行う医師がいるか（診療所があるか）どうかです。

ただし、どのような訪問診療でもいいわけではありません。

患者さんと家族が安心して在宅療養ができるためには、24時間体制が徹底されていなければいけません。これは医師が訪問診療を行う場合の要件になっていますが、実際には深夜だと電話に出てもらえない、というようなケースもあると聞きます。それでは家族の心配は解消せず、在宅医療自体の安心が実現しません。

また、患者さんが肺炎になったなどで急に入院加療が必要になった時に、迅速に入院できる病院が用意されていることも大切です。訪問診療を行っている医師が、入院できる病院との連携体制をしっかりつくっておくことが条件になります。

また、患者さんが医療・介護・行政の各種サービスを適切に、的確に受けられるような連携もとれていなければいけません。これも現状では医師がチームのリーダーとして連携をとっていることが多くなります。

これから「かかりつけ医」が在宅療養、訪問診療において果たしていくべき役割は、非

常に大きいと言えます。

在宅医療というものが患者さんに対してどのようなメリットをもたらすのか、実際の症例から見ていくことにしましょう。

症例　退院、在宅療養の奇跡（パーキンソン病で寝たきりだった男性）

◉長くなる入院、もう退院できない……

太田良治さん（仮名・81歳）は、パーキンソン病でした。かなり進行していて、すでに歩くことができず寝たきりの状態でした。同居している同年代の奥さんが、かいがいしく介護していました。

奥さんは本当に頑張っていたのですが、太田さんは誤嚥（飲み込むものを気管支に入れてむせてしまう）のせいで肺炎を起こし、入院することになりました。

入院して、どうにか肺炎は良くなったのですが、なかなか退院できません。太田さんは夜間、眠っている時に呼吸が断続的に止まる睡眠時無呼吸症候群があり、強制的に呼吸をさせる機械を装着して眠らなければならなかったからです。

また、寝ている状態からベッドに座ると急激に血圧が低下して意識障害を起こしそうになります。そういうことから退院できないまま、入院生活が続いていました。

太田さんは相変わらず誤嚥がひどく、このままでは肺炎を再発させる可能性が大きかったので、お腹に孔を開けて胃袋に直接栄養を送る「胃瘻」が設置されました。

半年ほど経過したところで、奥さんはだんだん悲観的になってきました。このままでは悪くなる一方だという勘が働いたのかもしれません。

奥さんは決心して、「どうしても退院させたい」という希望を病院に伝えました。主治医は、この状態では在宅では難しいのではないかという意見でしたが、奥さんが強く希望していることから、退院が決まりました。そして退院後は、私が訪問診療を行うことになったのです。

◉再退院でぐんぐん回復、歩けるようになった

奥さんはもちろん、太田さん本人も、家に帰ってくることができて嬉しそうでした。在宅での介護・看護も順調に軌道に乗ってきました。

ところがその矢先、退院して1週間後に、腹痛と発熱が現れました。原因は腸閉塞でした。奥さんの願いもむなしく、太田さんは再び入院となってしまいました。

太田さんは再び病院に運ばれ、人工肛門の手術を受けました。食べるほうは胃瘻で、出すほうは人工肛門です。夜間の呼吸も機械に頼るという状況になりました。

しかし奥さんは、まだまだご主人が再び家に帰ることをあきらめていません。太田さん本人も、帰りたいという意思を示しています。

そこで病院でカンファレンスが行われました。その結果、本人と家族の意思を尊重して、退院して再び在宅療養に戻ることになったのです。

大きな変化が現れたのは、それからでした。胃瘻による栄養摂取がよかったのか、太田さんは自宅に帰ってから急にぐんぐん元気になっていったのです。やがて、とろみをつけた流動食を少しずつ口から食べられるようになりました。訪問する看護師や介護士が工夫していろいろなものを食べてもらうと、ものすごく食欲が出てきたのです。食事は介助が必要ですが、調子がよい時は自分で食べることができます。

そのうち、ベッドに起き上がることができるようになりました。さらに立ち上がり、驚いたことに歩き始めたのです。パーキンソン病の治療については、神経内科に3か月に一度通院していました。

◉在宅医療の環境が整えば大成功になることも

太田さんの胃瘻は今も設置したままですが、食事はすべて自分の口から摂っています。胃瘻は、誤嚥しないで食べられるようになったら撤去することができます。私は使っていない胃瘻を「取りましょうか」とたずねましたが、太田さんは「まだどうなるかわからないから付けておいてください」と言います。

それにしても、もともと家で療養していた時もほとんど寝たきり状態だったのです。太田さんが劇的に回復したのは胃瘻による栄養改善もあると思いますが、退院して在宅で上手に療養できたことも大きいと思います。また、在宅医療のチームがいなくても、それは不可能だったはずです。

医学的には奇跡的に見えますが、本人にとって自宅に帰るということはそれほど大きな意味を持つということなのです。

特にお年寄りは、入院すると状態が悪くなり、退院すると良くなることが少なくありません。そして時には、太田さんのように奇跡的な回復を示すこともあるのです。

▼診療所の医師が積極的にならなくては

在宅医療は、医療費の抑制という行政上の問題として推奨されることが多いと思います。しかしそれ以上に、患者さんの治療効果を上げるためにも、タイミングのよい適切な退院とリハビリ、在宅医療への移行が重要です。

地域の診療所（そこにいる「かかりつけ医」）は、その受け皿として訪問診療を行うことが必須と言えるでしょう。しかし、お年寄りがたくさん暮らしている高齢化率の高い地域でも、医師から訪問診療を拒否されることが少なくありません。

いちばんの問題は、訪問診療を行う医師が少ないことです。さらに、多くの医師が在宅療養・在宅診療の現実を知らない、ということもあります。先ほどの太田さんのような状態では、「在宅でできるわけがない」と思い込んでいます。病院の医師も、ここで述べてきた在宅医療の効果をあまり理解していないので、「このような状態で帰らせたら申訳ない」と考えてしまいます。

しかし、在宅で家族も扱える医療機器は進歩していて、いまは病院と同じように療養できるケースも少なくありません。訪問診療を行う医師にとっては、24時間体制を保証することは決して簡単ではありませんが、それが現在の日本の地域ドクターの務めです。それは、これからの日本の医療の基礎を支える力にほかなりません。

もちろん、医師一人の力で在宅医療を成功させることは不可能です。訪問看護、訪問介護といったサービスが、医師と同じように、あるいはそれ以上に重要な役割を果たしています。医療スタッフ、介護スタッフが十分に連携をとって、患者さんや家族が在宅で価値ある療養ができる、そのようなサービスが当たり前に受けられる環境を地域につくっていくことが大切なのです。

▼介護する家族のジレンマもある

退院して、訪問診療のサービスを利用しながら在宅で療養を続けていくには、いくつかの条件があります。その最も大きなものは、介護する家族の存在です。

当然のことですが、たとえ患者さん本人が帰りたくて、主治医もそれを許し、さらに訪問診療や訪問介護のサービスも受けられる状況であっても、介護する家族が「ノー」であれば在宅医療は難しくなります。あるいは、そもそも介護する家族がいない場合にも、基本的には在宅医療は不可能でしょう。

在宅医療は、家族の意向がスタート地点なのです。

在宅を始めるにあたって、家族にはたくさんの不安があります。いま病院で行っている医療行為と同じことが家庭でできるのか、自分に操作ができるのか、急に痛がったり苦しがったりしたらどうすればよいのか、そういった不安です。介護者は、自分が医療・介護サービスから突き放されることに、不安と恐怖を感じるのです。

しかし、訪問診療サービスを受けるのであれば、それは心配する必要はないはずです。訪問診療を行う医師は、何かの時にも24時間体制で連絡がとれて、迅速な訪問と処置を行うことが決められているからです。そこは、訪問診療を行う医師がしっかりと家族に保証してあげなければなりません。

また、家族が医療行為をしなければならないこともあります。夜中も数時間おきに痰の吸引が必要な場合などでは、家族の負担も大きくなります。そうしたことに対する不安もあります。

家族による医療行為が必要な場合には、退院前に介護する人が訓練を受けますから、たいていは心配ありません。介護の負担については、各種福祉サービスを上手に利用することをケアマネジャーなどと事前によく相談しておく必要があります。

退院して在宅になる前は不安を口にする家族はとても多いものですが、事前に訓練し、十分に準備することで、うまくスタートが切れるはずです。そして医療サービスと介護サービスがしっかりサポートしながら経験を積んでいけば、介護者も慣れて安心できるようになります。

訪問診療では、介護する家族をサポートするという意識も大切なのです。

症例

サポートする人がいないと在宅医療は難しい

小宮貞雄さん（仮名・71歳）は、妻の妙子さん（仮名・70歳）と二人暮らしです。

このところ急激に痩せてきた貞雄さんは、病院での検査の結果、膵臓がんにかかっていることがわかりました。かなり進行していて、すでに治療手段はありません。

貞雄さんは、退院して自宅に帰ることを希望し、在宅で訪問診療を受けながら療養することになりました。

ところが妙子さんのほうは、ご主人のがんがわかってから落ち込んで、うつ病と診断されてしまいました。薬が少しずつ増え、体調も悪くなっていき、とうとう妙子さんは入院することになりました。

こうして、貞雄さんは自宅に一人きりになってしまったのです。

当初、妙子さんの入院は短期と言われていましたから、注意深く見守りながら妙子さんの退院を待っていました。ところが、体調は良くなってはいるが退院はしばらくできない、ということが間もなくわかりました。

すぐに、在宅で介護してもらえる親戚を当たりました。ご兄弟がいたのですが、継続して貞雄さんの介護を行っていくのは難しい状況でした。貞雄さんは、依然として一人です。何度目かに私が訪問した時、貞雄さんは、私を呼ぶための緊急コールのボタンも押せないような状況でした。これではさすがに、在宅での療養は無理です。

貞雄さんは「家にいたい」という希望を強く持っていましたし、入院しても行うべき治療はありません。それでも在宅で面倒を見てくれる人がいない状況では、再入院はやむを得ませんでした。残念な事例でした。

▼訪問看護チームからの情報は「宝」

さて、訪問診療を行っていく医師は、患者さんの情報を十分に集められる体制をとることも重要になります。

訪問診療は、患者さんの疾患や症状が落ち着いていれば、通常2週間に1回となります。その間に診察が必要なことが起きれば、電話連絡をもらって往診するかたちになります。訪問看護や訪問介護は違います。看護師や介護士は、患者さんによって間隔は異なりますが、医師よりも頻繁に患者さん宅に通って仕事を行います。

したがって、在宅の患者さんや家族にとっては、医師よりも訪問看護や訪問介護のスタッフのほうがより身近で親しい関係となっていきます。日常的なやり取りの中で、医師よりもずっと患者さんや家族の細かい様子が見えているのです。

そこから得られる患者さんの情報は、次回の訪問診療で大きく役立つことがあります。そうした情報が自然に医師のところにも集まるような関係を、医師は築いておかないといけません。

患者さんや家族は、医師に対していろいろと話してくれますが、話しやすいという意味では看護師や介護士のほうが敷居は低いのです。看護師さんにはいつも「痛い、痛い」と言っているのに、私には何も言わないようなケースは珍しくありません。

あるいは認知症の患者さんの場合は、自分の失敗を取り繕って隠すようなことが少なくありません。それがとても巧妙なので、医師が「問題ない」と判断してしまうこともあります。そのような場合でも、毎日のように訪問して見ている看護師や介護士は気づきます。その情報が大事なのです。

家族が感じている介護のつらさ、負担感なども、なかなか医師に率直に言ってくれません。医療に直接関係ない心の部分は、医師には言えないけど看護師さんには言えるというケースがあります。

それもトータルで全人的なケアをしていくために必要な情報なのです。

患者さんの在宅療養を中心で支えているのは、訪問看護師や訪問介護士です。決して医師ではないということを理解しておくべきだと思います。

▼医学的エビデンスだけでは解決できない世界もある

「かかりつけ医」や訪問診療（在宅療養）の世界では、教科書に書いてある医学的なエビデンスだけでは解決できない、語りきれない部分がたくさんある、ということも覚えておかなければいけません。

たとえば、すでに見てきたように、入院して治療が必要な患者さんなのに、本人の希望で家に戻って在宅で訪問診療を受けるようになると、医師も驚くほどの回復を示すことがあります。これは医学的には説明できない面も大きいのですが、訪問診療を行っている医師であれば経験のあるところで、決して珍しいことではありません。

また、すでに述べた「高齢者の医療では正解はない」ということも、一律にエビデンス医療に頼ることができないことを示しています。医学的には手術が必要でも、患者さんや家族の心、あるいはバックグラウンドを考えると、手術はしないほうがよい場合も決して珍しくはありません。

さらに在宅での看取りともなってくると、疾患を扱う医学そのものとは異なる分野の問題にも大きく立ち入ることになります。それぞれの患者さんがどのようにして自分の最後の時間を過ごし死を迎えるべきなのか、家族はどのようにして患者さんと時間を共有し、愛する家族を送るのか、という問題です。

それは、一人ひとりが持っている心に向き合い、寄り添うということです。大学のテキストで教わるものではないし、医学的な技術で解決できる問題でもありません。しかし、訪問診療を行う医師は必ずそこに突き当たります。

▼EBMとNBMの両方が必要

これらの問題に共通しているのは、それぞれの人の中にある「物語」です。医師が、患者さんや家族それぞれが抱いている物語に寄り添うことによって、思わぬ解決の糸口が見えてくることがあります。その解決が、医学的には解明できないような改善につながるのかもしれません。

このように、患者さんが抱えている問題のすべてに（医学に関連しないものも含めて）アプローチしていこうという臨床的な手法は、ＥＢＭ（Evidence-based Medicine 科学的根拠に基づいた医療）に対して、ＮＢＭ（Narrative-based Medicine 物語に基づいた医療）と呼ばれています。

現代医療が直面している問題の一つは、ＥＢＭだけでは治らない疾患がたくさんある、ということです。その解決策として、医師は患者さんが語る話（Narrative）に耳を傾けて疾患の背景を理解し、全人的（身体的、精神・心理的、社会的）にアプローチしていこうというのがＮＢＭの手法です。これはつまり昔ながらの町医者、「かかりつけ医」が行うべき診療であるわけです。

一人ひとりの患者さん、さらに家族が持っている物語にしっかりと耳を傾け、医学的なエビデンスだけにとらわれることなく、それに寄り添うことができるかどうか。それは「かかりつけ医」として、また訪問診療を行う医師として、非常に重要な能力となります。

▼訪問診療で必ず向き合う「認知症」について

過疎医療を含む地域医療、「かかりつけ医」や訪問診療の実践で、避けて通れないのが認知症という疾患です。都会のクリニックでは、「認知症は診ない、診られない」というところも少なくありませんが、ここではそうはいきません。

一般的に、認知症の問題はどこにあるのでしょうか。

認知症は、認知機能が衰える病気の総称ですが、疾患の種類（冒される脳の部位）によって、また患者さんの置かれた環境などによって、あるいは進行の度合いによって、さまざまな周辺症状が起こってくることがあります。

認知症の中でもいちばん頻度の多いアルツハイマー症は、物忘れはひどくなるものの、穏やかで明るい患者さんが多く、はた目には認知症とは思えないことも少なくありません。しかし、物盗られ妄想などがあると家族や近隣とトラブルになり、それがさらに患者さんを萎縮させて、徘徊、怒りやすい、介護拒否、抑うつ状態などの周辺症状を悪化させることがあります。

また、認知症の薬は脳内物質の働きに関与するので、服用によってかえって怒りっぽくなったり、暴れたりすることもあります。

激しい周辺症状が起こると、家族は介護が困難になり、施設への入所を検討することになります。しかし、周辺症状が悪い認知症の患者さんを受け入れてくれる施設を探すことは簡単ではありません。仕方なく精神病院に入院させるということも少なくありません。

後期高齢者の爆発的な増加とともに、日本では認知症患者の数も増え続けています。認知症問題は「2025年問題」の重大な一つと認識されています。解決は医療だけでは困難であるため、国は「新オレンジプラン」を定め、それぞれの地域の中で患者さんが自分らしく穏やかに暮らせるような仕組みづくりを推奨しています。

この認知症問題について過疎地ではどうかというと、もちろん認知症の患者さんはたくさんいます。しかし、田舎ではもともと地域コミュニティがしっかりしていて、患者さん自身も認知症になるずっと前からそこに組み込まれているので、トラブルになるケースは案外多くありません。

患者さんは認知症でも穏やかな人が多く、周辺症状がひどくて困るという苦情はまれです。多少のいさかいが起こることはありますが、家族も近隣も昔からその患者さんのことを知っているので、「この人は認知症である」ということを理解したうえで、自然に上手に対処できます。「あの人が認知症になった」ということがわかれば、地域で患者さんを見守る体制が当たり前のように、自然にできあがるのです。

このような良好な環境は、認知症の進行も遅らせます。

都会では、こうした認知症の患者さんへの対応がほとんどなくなっているので、周辺症状が悪化し、トラブルが起こり、認知症自体も進行しやすくなります。その結果として、受け皿がないという問題が起こっているのです。

過疎地における認知症問題は、都会よりも難しくはないと言えるでしょう。

ただし、問題になるケースがないわけではありません。それは、たとえば一人暮らしの患者さんの場合です。一人暮らしで会話がない、人との関係もない、自分だけの世界で暮らしているということになると、田舎でも認知症自体が進行しやすくなります。また、近隣との関係も絶ってしまうようになると、トラブルや事故につながっていきます。それは、過疎地でもないわけではありません。

高齢化が進んだ日本では、老人が老人を介護する「老老介護」が増えています。さらに、認知症の患者さんを一生懸命になって介護している、その家族も認知症だったという「認認介護」も少なくないと言われます。

老老介護も認認介護も、独居の認知症の患者さんと同じように、十分に注意をしなければなりません。

症例　お鍋の中身を見たら、煮染めた具はスポンジだった！

竹田琢治さん（仮名・81歳）は身体的な状態が悪く、一日のほとんどを座って暮らしていました。軽い認知症もあります。琢治さんの食事やトイレなどの介護は、奥さんの春子さん（仮名・79歳）が行っています。ところが春子さんは、ご主人よりもさらに進んだ認知症の患者さんなのです。

お二人を診て医療的には特に問題はないようでしたが、二人だけの生活（認認介護）を放置するのはかなり危険に思えました。そこで訪問看護に入ってもらい、血圧測定などを行いながら、また会話もしながら、どのような生活を送っているのかを見守っていくことにしたのです。

私たちがいちばん気がかりだったのは、きちんと栄養のあるものを食べているのか、ということでした。

看護師さんは「きのうの夕飯は何を食べた?」「朝食は何だった?」などと訊ねますが、記憶にないのか、きちんとした返事が返ってきません。

そこで看護師さんは「ちょっと見せてね」と言って台所へ行き、どのような食品を食べているのか、様子をうかがいました。コンロに置いてあった片手鍋がすぐに目についたので、何が入っているのか、蓋を開けてみたそうです。

中身は、野菜の煮物のようでした。看護師さんは「わあ、美味しそうね。春子さんがつくったのね」と声をあげましたが、次の瞬間、絶句しました。鍋の中で砂糖と醤油で煮染められていたものは、よく見ると台所で使うスポンジだったのです。

火の元の心配もあります。いまの状態では、二人で在宅を続けるのは難しいのではないかということになり、二人で一緒に施設に入ってもらうことにしました。

春子さんは現在も元気に療養生活を送っていますが、ご主人は亡くなりました。

▼認知症は人間関係が大事

認知症は、物忘れがひどい、息子の顔さえわからなくなった、物の名前がわからない、着替えられなくなったというような中核症状が悪化しても、大声で怒る、暴力をふるう、汚物をいじる、物盗られ妄想がひどいといった周辺症状がなければ（軽ければ）、訪問看護や訪問介護などのサービスによって生活を支えることができます。

認知症の患者さんは、症状がかなり進んでいても、できないことを介助してあげれば、朝起きてご飯を食べて、畑で仕事をして、時間になったら帰ってくるということはできるのです。若いころに身に付けた習慣や作業などは、認知症になっても忘れないものです。

そのため、必要なのは薬物療法などの医療的な介入ではなく、医療介護サービスを利用しながら、近隣も含めて患者さんを見守る体制をしっかりとつくる、ということです。そのためには、医療と介護のスタッフや地域の人たちとのコミュニケーションが大切です。

過疎地では、人間関係の土台ができています。医師として都会から来たとしても、積極的にコミュニケーションをとりたいとこちらが考えていれば、よほどやり方を間違えなければよい関係を築くことができます。それを続けて、こちらからも意図的に情報を伝えるようにすれば、患者さんを見守る体制が自然にできます。

「かかりつけ医」は、すべてを医療（薬）で解決しようとしないで、そのような関係をつくっていくことも考えなければいけません。訪問診療における認知症治療では、特にこれは大切になります。

▼介護保険サービスのいろいろ

「かかりつけ医」が訪問診療を行えば、必然的に地域の高齢者を診ることになります。その中には、認知症の患者さんもたくさんいます。高齢者（特に認知症の患者さん）の人生を包括的に診療しようとすると、医療が無力に思える場合も少なからず出てきます。

そのような時は、介護保険事業（施設）によるサービスの利用を考えます。基本的にはケアマネジャーの提案を聞き、家族と相談して考えるわけですが、医師自身も、さまざまな介護保険サービスの内容と意義について、いちおうの理解はしておきたいところです。ここで、介護保険事業で行われているサービスについて簡単に説明しておくことにします。

●施設サービス

①特別養護老人ホーム

自宅で自立した生活ができない高齢者（要介護3以上）のための介護施設です。介護保険では「介護老人福祉施設」に相当します。特養は公的な介護サービスなので費用は安いし、長期入所や終身利用も可能なので必要とする人（入所希望者）は多いのですが、施設の数が少ないため入居してサービスを受けている高齢者よりも「待機高齢者」のほうが圧倒的に多い状態になっています。

②介護老人保健施設

病院での治療が終わって退院はできるが、すぐに自立した生活ができない高齢者のための施設で、利用期間は3～6か月を目安としています。

③介護療養型医療施設

リハビリや医療ケアを受けられる介護施設で、多くは医療法人に併設されています。要介護度の高い高齢者に適しています。しかし国の方針で、この施設は２０２０年までに介護保険から廃止される方向で進んでいます。

●地域密着型サービス

①グループホーム

認知症の人は、不特定多数の利用者と共同で生活することが苦手です。そこで、グループホームという概念が生まれました。北欧スウェーデンで生まれた方法で、現在はヨーロッパ全体で行われています。グループホームでは、利用者は5人から9人程度の少人数のユニットになって、小さな施設で暮らすのです。よく知っているスタッフと利用者たちが、家庭的な雰囲気で一緒に生活していくスタイルは、認知症のお年寄りには合っています。夜間には家族が帰ってくるが昼間は不安、というような場合にはデイサービスとして利用できるケースもあります。

②小規模多機能型居宅介護

認知症の患者さんの在宅介護は、長期にわたります。患者さんが亡くなるまで続くかもしれません。その間には、さまざまな状況の変化が起こります。しかし認知症の患者さんは変化が嫌いです。生活が急変することによって周辺症状が悪化して、薬の量が増えてしまうようなこともあります。そこで、デイサービスをベースとして行いながら、必要な時にはショートステイや訪問介護というサービスも選択できるようにしたのが「小規模多機能型居宅介護」です。

患者さんや家族の都合で「今日は晩ご飯までいいかな」ということであればOKですし、「一晩だけ泊めてください」というのもありです。デイサービスから数週間のショートステイに移る場合も、スタッフは変わらないので患者さんも安心です。認知症がない患者さんでも利用できます。

●居宅サービス

デイサービス、通所リハビリ、訪問看護、訪問介護などのサービスがあります。

在宅医療の延長にある「看取り」について

▼人生の最期は病院がいいか、自宅がいいか

在宅医療を行っていると、在宅での看取りというテーマも現れてきます。

1950年代前半ごろまでは、日本人の8割が自宅で亡くなっていました。病院で亡くなる人は1割程度にすぎなかったのです。その後、医学と医療システムの進歩によって自宅で亡くなる人は急激に減っていき、病院で亡くなる人が増え続けました。現在（2010年）は、逆に8割が病院で亡くなっているという調査結果があります（次ページの図参照）。

しかし、退院して在宅医療を受けたいと考えるのであれば、できれば終末期にもそのまま家族に看取ってもらいたい、と考えるのが自然ではないでしょうか。もう治療の甲斐が

亡くなる場所の推移

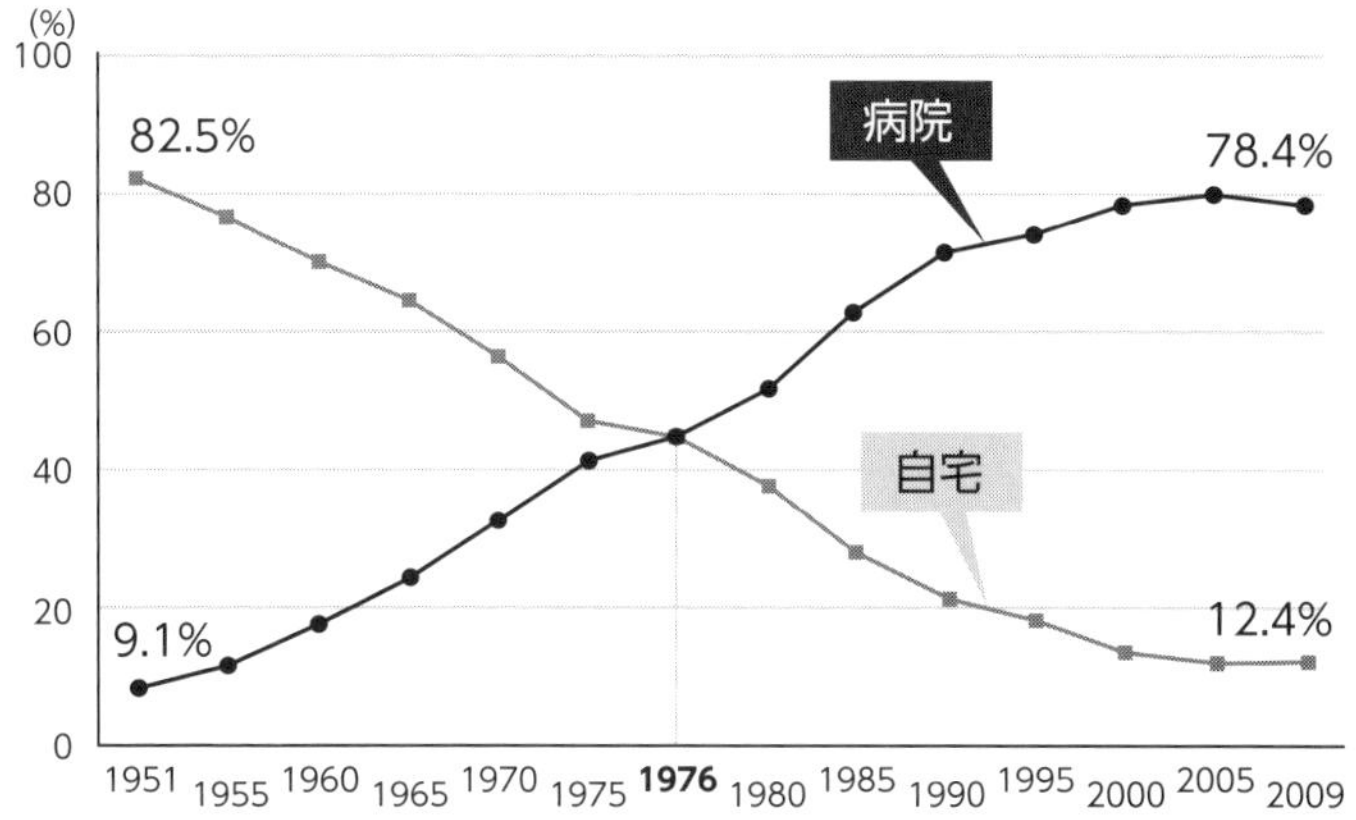

出典：厚生労働省「在宅医療の最近の動向」より作成

ないのであれば病院などにいたくない、居心地のよい自宅で家族に囲まれて旅立ちたい、そう思う人が多いのではないかと思います。

実際、常陸太田市で在宅医療・在宅介護サービスの利用者に対して行ったアンケートでは、「最期はどこで迎えたいですか？」という質問に、46・8％の人が「自宅」と答えています（以下、医療機関36・2％、施設11・7％、その他5・3％）。

また、日本赤十字看護大学の研究グループが全国の40歳以上80歳未満の男女2000名を対象に「日本人が希望する終末期の療養場所」についてアンケート調査を行った結果でも、自宅が44％とトップでした（以下、病院15％、緩和ケア病棟19％、公的施設10％、民間施設2%)。

これまで日本では、終末期にある人は入院しているのが当たり前で、好むと好まざるとにかかわらず、病院で亡くなる人が圧倒的多数になっていました。末期がんの患者さんで、もう治療法がなく、入院の必要もないという場合も、在宅で療養して容態が急変すれば救急車で病院へ運ばれるのが普通でした。

それが現在では、在宅でもかなりのレベルの治療が行えるようになり、介護サービスなども充実してきています。在宅医療が普通のことになってくると、家族に見守られて安心して旅立つ場所として「自宅」という理想が現実的になってくるのです。

症例 終末期の患者さんは帰りたがっている……食道がんの患者さん

ある時、町の総合病院から連絡がありました。食道がんですでに末期の患者さんがいるが、これ以上の治療法はないので受け入れてもらえないか、という連絡でした。

そのころは当院にも入院施設があったので、こちらで療養させてもらえないかという意向です。日本では終末期専門の施設が少ないので、入院施設があったころはこのような連絡は少なくありませんでした。

ただし、受け入れてくれる終末療養の施設がないのであれば、ほかの病院に転院させる前に、患者さんが退院して自宅で終末をゆっくり過ごすという選択肢を探ることのほうが先ではないかと思います。在宅での看取りということに、病院の医師も地域の診療所も対応できていないということがわかります。

入院してきたのは大山昭さん（仮名・72歳）です。奥さんと二人暮らしでした。状態はあまり良くなく、主治医からは「半月は持たないだろう」という報告でした。食事ができないので、栄養は静脈への点滴だけです。

「ご気分はどうですか？」と明るく大きな声で訊ねても、大山さんは小さくうなずくだけでした。しゃべる元気もないという感じで、静かに目をつぶっています。ところが、私がこう言うと変化がありました。

「ウチに帰りますか？」。大山さんは驚いたように目を見開き、私の顔を見ました。

ご自身、もう長くないということがわかっていたのだと思います。家に帰るなどということは、求めたところで無理に決まっていると思っていたのでしょう。

「帰りたかったら、もう帰りましょうよ」

さらにそう言うと、大山さんは笑顔でうなずき、「はい」とかすれた声で答えたのです。横にいた奥さんも目を輝かせて、「二人で相談してみます」と言いました。

翌日、大山さんご夫婦は自宅に帰られました。

大山さんは、それから10日目に亡くなりました。奥さんは、こう言ってくれました。

「自宅に戻ることができて本人もとても喜んでいました。病院では決して望めない貴重な時間でした。帰していただいて、ありがとうございました」

症例

最期は、クリスマスとお正月を家族と過ごす

田山一成さん（仮名・68歳）は、大腸がんでした。腸閉塞になってしまい、ずっと入院していました。かなり進行して、すでに鼻からも腸からも管につながれている状態です。激痛があり、モルヒネ注射で抑えていました。また、腸の動きを抑制する注射も行っていました。しかし、田山さんは自分の最後の時間を意識していたのでしょう、「何とか家に帰れないか」と主治医に訴えました。12月のクリスマスシーズンだったので、「クリスマスの1日だけでいいから家で過ごさせてほしい」とお願いしました。

主治医は、持っても年内、と考えていました。しかし田山さんの気持ちをくみ、決断しました。1日だけでは疲れてしまうので、イブの24日に帰って翌日病院に戻ってくるというプランで退院の許可を出しました。

家に戻るお世話は、2017年に常陸太田市の中心部に私が新設した診療所が依頼されました。訪問看護ステーションを併設しています。

退院当日、私は訪問看護スタッフなどとともに、家の近くで帰りを待っていました。家に到着した田山さんは、喜びに輝いた表情で「やっと帰ってこれたなあ」と言いました。そして、スタッフがベッドを整えたり装着する機器の準備などを行っているのを見て、「病院と同じように何でもそろっているんだねえ」としきりに感心していました。

家族とクリスマスを過ごした時間は、田山さんにとってかけがえのないものだったようです。翌日、田山さんは、「もう病院に戻りたくない」と希望されました。

「寿命が短くなってもいいから、このまま家にいたい。病院に伝えてもらえませんか」

こうして田山さんは、お正月も自宅で過ごしました。そして1月末に、在宅のまま静かに息を引き取りました。

症例

在宅での看取り、家族はみな不安に思うもの

高田利恵子さん（仮名・48歳）は、10年前（２００８年）にお父さんをがんで亡くしています。お父さんは通院で治療していたのですが、急変して緊急入院となりました。治療が行われましたが残念ながら効果はなく、療養の病棟に移りました。

お父さんも家族も、退院できるなら退院したいと思っていましたが、その当時はこの地域では在宅を受け入れるシステムは整っていませんでした。お父さんの願いは叶わず、病院で亡くなったのです。

病院は、家とはまったく違う場所です。家には、家族のものしかありません。お父さんを色濃く示すものもたくさんあります。しかし病院には「道具」しかありません。救命のエリアはもちろん、病室も、不特定多数の方々の治療を目的とした空間にすぎません。

お父さんが亡くなった時、利恵子さんはその殺風景で無神経な場所に耐えられないくらいの違和感を抱きました。何十年と一緒だったお父さんとの最期のお別れがそういう場面だったことが、利恵子さんは悔しくてならなかったのです。

お父さんが亡くなって8年後、今度はお母さんに胆嚢がんが発見されました。治療が続けられましたが、やがて肝臓への転移が見つかりました。それから急速に容態が悪化し、間もなく病院もお手上げの状態となりました。在宅医療ということになり、私の診療所で訪問診療を行うことになったのです。

もう治療の手だてもないということで、在宅医療への移行はすなわち、在宅での看取りになっていきます。利恵子さんは、お母さんは在宅で看取りたい、最後までお母さんの世話をしたいと願っていました。

しかし、いつ容態が急変して生命の危機を迎えるかもしれないお母さんを在宅で介護していけるだろうかと、利恵子さんは大きな不安を感じていました。私にできるのだろうか、在宅療養にしたから死期を早めてしまったということにならないだろうかと、必要以上に心配しています。

私は、24時間駆けつけられる体制をとっていること、訪問看護や訪問介護も利用できること、チームでサポートするということ、そしてお母さんにとって在宅で療養を続け在宅で看取られることの価値がいかに大きいか、ということなども伝えました。

「最初はみなさん、不安を口にされます。しかし、実際に始まればすぐに勝手がわかり、

『最後まで看取りたい』となるものですよ」

利恵子さんはもともと最後まで在宅で看たいという強い希望があったので、最終的には決心し、当初は緊張気味だったものの、お母さんが家に戻って1か月もたつと不安はすっかり消えたようでした。

やがて、お母さんは食欲がなくなってきました。利恵子さんはお母さんと一生懸命にコミュニケーションをとって、食べられるものを一生懸命つくって食べさせていました。そうした時間はかけがえのないものだったようで、利恵子さんはとても喜んでいました。

結局、在宅3か月で、お母さんは自室で静かに息を引き取りました。利恵子さんも取り乱すこともなく、穏やかに見送りました。

▼在宅で看取る、その価値

私たちにとって「自宅」というのは、ふだん自覚している以上に特別な場所です。在宅医療に携わって、在宅での看取りにも数多く立ち会っていると、そのことを患者さんや家族から教えられます。

一生を終える場所はどこでもいいと考える人は、少ないと思います。自分がいずれ死ぬことについては、誰もが決して解消できない不安を抱えています。その時には、せめて住み慣れた自宅で、自分をいちばん愛してくれている家族に囲まれて、心安らかに逝きたい、そう考えるのは当然だと思います。

また、家族にとっても、病院で亡くなるのを見守るだけでは、死に対する残念で無念な思いが重なるかもしれません。終末期を患者さんが希望する在宅で看て、そのまま在宅で看取ることができれば、家族にとっても「やり遂げた」というある種のカタルシスにつながっていきます。それは、少しでも「幸せな死」に近づくものだと思います。

在宅医療に携わる医師にとっても、在宅で患者さんを看取ることは、その患者さんの人生の最期までトータルで診てきたという思いや感慨が強くなります。部分的な役割を担うことが多い医師の仕事としても、亡くなる瞬間まで主治医として診ることは、大きなやり甲斐に通じるものだと思います。

人が亡くなるのは避けられないことですが、それをどのように迎えるか、見送るかは、取り組み方しだいで非常に大きく異なっていくのです。これも「かかりつけ医」、在宅医、さらに過疎医療のおもしろさに通じるものだと考えています。

総合診療科指導医によるレポート

片岡義裕先生

★家庭医療専門医を目指したきっかけ

私が家庭医療専門医を目指したきっかけの一つは、医学部時代の臨床実習での経験である。ある診療科での実習の最中、担当した入院患者さんから「耳鳴りがする」という訴えを聞いた。患者さんを担当していた初期研修医の先生に相談したところ、「じゃあ一緒に診察してみよう」ということになり、二人で音叉を探してきて、ベッドサイドでできる簡易的な聴力検査を行った。耳鳴りの原因や、その後患者さんの症状がどうなったかは失念してしまったが、初期研修医の先生とともにやや緊張しながら診察をしに行ったことは明瞭に覚えている。

これは何の変哲もないエピソードに聞こえるかもしれないが、私にとってはとても印象的であり、また充実感を感じた出来事だった。というのも、それまでの実習では「入院の主な理由となった病気」以外についてあまり触れられる機会がなく、また「すでに方針が決定されたこと」について「どうしてそのような方針になったか」という後追いの形で学習することが多かったからである。

あとから振り返ってみると、これは大学病院という環境では当然のことである。ほかの病院では治療の難しい患者さんが大学病院に集まり、その道のエキスパートが最善かつ最新の治療方法を決めている環境では、知識も経験も乏しい学生は後追いの形で学習するしかない（これは一つの学習方法で、それ自体を否定するつもりはない）。

私にとって前述のエピソードが印象に残ったのは、患者さんが「今まさに」困っていることに対して、自分がその場で（すぐに回答はできなかったものの）対応するために行動できたことや、初期研修医の先生が「それは耳鼻科にコンサルト（耳鼻科の医師に意見を聞くこと）しよう」と言わず、一緒に診察してくれたことが嬉しかったからである。

このエピソードをきっかけに、「患者さんの悩みに、それがどんな内容でもとりあえず答えられるような医者」になりたいという思いを持つようになった。その後、将来の進路を考える中で、自分のやりたい領域が「家庭医療」や「総合診療」に当てはまるのだということがわかってきた。私が医学部6年生だった2009年には、日本家庭医療学会認定家庭医療専門医が初めて誕生したというニュース（※1）を聞き、「自分がやりたいのはこれだ」とはっきり思うようになった。

家庭医療を志すことになったもう一つのきっかけは、茨城県常陸太田市にある大森医院で実習を行ったことである。実習の中でも印象的だったのは、院長の大森英俊先生が、施設や居宅での介護サービスの必要性を感じられて、自ら医院の近くに特別養護老人ホームやグループホーム、また小規模多機能施設をつくられたことだった。

その話をうかがい、「医者は診療だけでなく地域づくりにも関わることができるんだ」という気づきを得ることができた。

医師一人で診ることのできる患者数には限りがあるが、医療だけでなく介護や福祉の面においても環境を整備することで「地域を丸ごと診る」ことが実現可能になっていることに感動し、「将来はそんな仕事がしたい」と思った。

幸いにも、縁あって２０１７年から週１回大森医院で勤務させてもらうことになり、自分の思い出の地で医師として働くことができていることに感謝する日々である。

★過疎医療について感じていること

私は2017年から常陸太田市の里美地区（旧里美村）で、2018年からは同県大子町で外来診療や訪問診療を行っている。これらの地域は、少子高齢化が進み、人口も減少を続けている「過疎地域」である。

過疎地域での医療は一般的には「最低限の医療」＝「最先端から遅れた医療」が展開されているというイメージがあるかもしれない。しかし私にとっては、過疎地域の医療には医師として、特に総合診療医として成長するためのチャンスがたくさんあると感じている。実際に、里美地区の診療所では医学生や総合診療医を目指す後期研修医（2年間の初期研修を終え、専門領域の研修をしている医師）の教育にも当たっている。

ここでは過疎地域の医療における教育の可能性について述べたい。

①幅広い領域の診療を自分で完結できる能力

過疎地域の医療では、診療の主な対象は高齢者であるが、その領域は非常に多岐にわたる。高血圧や糖尿病のような生活習慣病のコントロールから、脳卒中や心筋梗塞などの緊急性の高い疾患の初期対応、また腰痛症や変形性膝関節症などの整形外科疾患、接触性皮膚炎や皮脂欠乏性湿疹などの皮膚科疾患の診断や治療まで、さまざまである。

これらのような多くの問題に遭遇する機会が多く、日々の診療の中から学べることは多い。もちろん、症状や疾患が典型的でない場合や治療に難渋するときには専門家に依頼するが、ある程度まで自身で診療を完結できるくらいの能力は、過疎地域の医療現場でも十分に身に付けることができる。

②道具がないからこそ磨かれる診断能力

過疎地域の医療現場では、使える医療資源（精密な検査機器など）が限られている。「検査がなければ診断できないじゃないか」と思われるかもしれないが、実は病気を診断する上では病歴（患者さんや家族から聞く症状に関する情報）と身体所見（医師自身の手や聴診器を用いた身体診察の結果）が最も重要であることがわかっている（※２）。

丁寧に病歴や身体所見をとれば、たいていの病気は診断することができる。もし検査機器が充実していれば、病歴や身体所見である程度の診断ができても、「念のため」に検査してみることがあるかもしれないが、過疎地域ではそれができない。だからこそ、病歴や身体所見による診断作業をくり返し行うことによって、診断能力を磨くことができる。

③一人でもできる生涯学習の能力

医師はいかにしてアンテナを張り、医学知識をアップデートするのか。

もちろん論文や書籍を読むことで身に付くものもあるが、「同僚との情報交換」を知識のアップデートのために活用している医師はおそらく少なくないだろう。しかし過疎地域では、同じ場所で勤務する医師が少なく、場合によっては一人だけということもありうる。そのような環境では、「置いてけぼり」になってしまうのではないか、という不安を抱く人もいるかもしれない。

しかし、現在はUp To Date®やDynaMed®などのインターネット上の教科書をはじめ、スマートフォンで全国にいる専門家に直接相談できる仕組み（ヒポクラ×マイナビ®https://hpcr.jp/など）もあり、新しい知識を得る上での都会と地方の差はほとんどなくなっている。「ほかに頼る人がいない」状況であればこそ、さまざまなツールを活かして知識を積み重ねる術を身に付けることができ、過疎地域であっても最新の知見を活かして診療を行うことができる。

④コミュニティ全体を多職種と連携して診る能力

過疎地域では、コミュニティが小さい分、「どこに誰が住んでいるか」ということを把握しやすい。また、地域における互助の仕組みがもともと整っていることも多い。きっかけをうまくとらえれば、医療機関に来る患者さんだけでなく、地域住民が潜在的に抱えている健康問題に対してアプローチがしやすい環境にあると言える。

また、近くにいる医師の数は少なくとも、看護師や介護士、薬剤師、リハビリテーション専門職、ケアマネジャーなど、多職種と顔の見えやすい関係にあることが多く、情報や意見交換の機会をうまく持てば、地域のセーフティネットをつくりだすことができる。

過疎地域に新しく赴任した医師や短期間だけ勤務する医師にとっても、このような環境が整っていれば、比較的短い期間で地域全体を診る能力を磨き、包括的かつ継続的なケアを提供することができる。


このように、地域の特徴を活かして医師としての能力を伸ばす多くのチャンスが過疎地域にはある。そして、過疎地域で学べる能力は、国で進めている地域包括ケアシステムを実現する上でとても重要なものである。過疎地域は、生活の利便性という点で都会とは圧倒的に大きなマイナス面があるが、医師としての能力を磨く機会の豊富さは、過疎地域が都会に負けない利点の一つではないだろうか。

これからも、もちろん診療する患者さんの安全は確保しながら、過疎地域で医学生や若手医師に存分に能力を磨いてもらいたいと思う。

【参考文献】

1）『週刊医学界新聞』ジェネラリストの進む道　未来の地域医療を担う家庭医療専門医。2009, URL：http://www. igaku-shoin. co. jp/paperDetail. do?id=PA02850_02（accessed May.1 2018）

2）Peterson M.C.,Holbrook J.H.,Von Hales D.,Smith N.L.,Staker L.V.Contributions of the history, physical examination, and laboratory investigation in making medical diagnoses. West J Med 1992;156:163-5.

第4章

私の医院の過去・現在・未来

医院の創始者、大森彦馬

▼祖父・彦馬、里美村に医院を設立

ここで、私と私の医院のことをお話しようと思います。

私がいま過疎医療を実践している医院は、茨城県北部の山間地にあります。

ここは以前は久慈郡里美村という地名でしたが、2004年の合併により現在は常陸太田市（徳田町）に編入されています。現在このあたりは「里美地区」と呼ばれています。

私の先祖代々の実家が、この里美村にありました。近くには徳川家の別荘があり、本家には将軍が宿泊するための部屋もあったようです。立派な大きな玄関がありましたが、そこは家人はいっさい使わず、徳川家専用だったそうです。

私の祖父、大森彦馬は明治27年（1894年）に生まれました。彦馬は子どものころから頭が良かったようで、親から「医者になれ」と言われて東京の医学校に入学しました。卒業後は、水戸にある眼科医院で医師をしていたようです。

そして大正13年（1924年）、30歳の時に彦馬はふるさと里美村に戻り、現在の地で自分の医院を始めました。当時はもちろん医療保険制度などは存在せず、残っている帳簿には「支払、米、炭」などと書かれてあります。

そのころの医院には、玄関先にいつも馬の鞍が置かれていました。急病人が発生すると家族は馬をひいて医院までやって来るので、祖父はその馬に鞍を置いて家まで駆けつけ、帰ってくるのは翌日ということもあったそうです。

彦馬の医院は眼科医院としてスタートしましたが、当時は「医者は医者」ですから、現在の総合診療科のようにすべての疾患を診るのが当たり前でした。しかし、いま当たり前に手に入る薬さえ当時はほとんどなかったでしょう。レントゲンひとつ撮るのも困難だった時代です。いまから約100年前、日本の医療、特に地域における医療は私たちが想像もできないものだったはずです。

彦馬は兵役は免れたようですが、私の父の俊彦は太平洋戦争において、軍医として南方へ派遣されました。幸いなことに、終戦後は元気に帰って来ることができ、その後、二人で医院を続けました。

私は戦争が終わって9年後の1954年に、この医院で生まれました。そのとき祖父の彦馬はちょうど60歳だったので引退し、父が院長を継ぐことになりました。

▼「やっぱり医者になるしかない」

私は小学生まで里美村で育ちましたが、中学に上がる時に水戸の学校へ行くように言われ、高校まで水戸の親戚のところにお世話になって通学しました。

中学・高校時代は、医師になって父を継ぐイメージもありませんでした。しかし、高校3年生になって「卒業したら自分はどうするのか」を真剣に考えた時、サラリーマン、あるいはほかの職業、いずれも自分にはどこかしっくりこない気がするのです。「やっぱり医者になるしかないかな」。そう思って、受験勉強を始めました。

私は、両親が仕事で忙しかったので、幼いころからずっと祖父母に面倒を見てもらっていました。祖父は私が物心つくころから、いつも「お前は医者になるんだぞ」「医者になってお父さんを継ぐんだぞ」と、呪文のように私に言い続けていました。

私が医学部受験を目指すことになったのは、祖父のその言葉が記憶のいちばん深いところに入り込んでいて、ほかの道へ行くことを許さなかったからではないかと思います。

▼明治生まれの厳格な祖父

祖父の彦馬は、たいへんに怖い人でした。心根の優しい人でしたが、怒る時は烈火のごとく怒られました。誰が見ていなくてもお天道様に恥ずかしい生き方はしてはいけない、間違ったことをすれば必ず罰が自分に跳ね返ってくる、そういうところは、私が何もわからない幼いころから厳格にたたき込もうとしていました。明治生まれの人ですから、そのようなことは当たり前なのです。

実は私は、そのような祖父が大嫌いでした。小さいころから祖父の愛情は感じていましたが、とにかく怖かったのです。思春期になれば、またうるさくてしつこい存在でした。私にとってはずっと「目の上のタンコブ」だったのです。

ところが、そのような祖父のイメージが大きく覆ることがありました。

それは、私が岩手医大から故郷に帰ってきて5年ほどたったころのことです。

そのころ叔父（父の弟）の具合が悪くなり、診療所でCT検査を行ったところ、肝臓に腫瘍が見つかりました。がんセンターで手術を行いましたが、残念ながらすでに末期の状態でした。もう在宅療養にしたほうがいい、ということで私が通って診ることにしました。

叔父はそのまま在宅で亡くなりましたが、そのとき叔父は私にいろいろな話をしてくれました。そこに、私の知らない祖父の姿があったのです。

▼祖父の本当の優しさがわかった

たとえば、こんなことがありました。

私は高校時代、生物部でカニの研究をしていました。「カニは甲羅に合わせて穴を掘る」という諺があって、それは「身の丈《たけ》に合ったことをしなさい」という教えなのですが、高校3年生だった私はそれが本当なのかを実証するために、カニがどのような基準で穴を掘っているのかを研究していたのです。やはり少し変人なのかもしれません。

結論は「ただ水分がほしくて穴を掘る」ということだったのですが、そこに行き着くまでの研究過程を高校の文化祭で発表することになりました。

私は、もしも祖父が、受験勉強そっちのけでバカらしいカニの研究に熱を入れている自分を見たら、どれほど怒るだろうかと思いつつ、水戸の親戚の家には祖父がいないのをいいことに自由に研究を進めていました。

ところが、その文化祭に祖父がやって来たのです。

それは祖父が亡くなる1年前のことで、そのころはもう祖父は一人では歩けなくなっていました。そんな祖父を背負って教室に入ってきたのが、私が診た叔父でした。

私は友人と談笑していましたが、すぐに祖父と叔父の姿に気がつき、心の底から慌てました。私は友人の前で怒鳴られるのかと、祖父のほうを見て緊張しました。ところが、私の前まで背負われて来た祖父は思いも寄らない笑みを満面に浮かべ、私の顔を見て黙ってニコニコうなずいていたのです。

その時のことを、叔父は話してくれました。私は叔父が祖父を連れてきたものと、ずっと思っていました。しかし真相は、違いました。

祖父は、自分の寿命が近づいていることを理解していたのでしょう。可愛がっていた孫が、最後の文化祭で何やら一生懸命やっているらしい、その姿が見たいから、ということで自分の息子（叔父）に「背負って連れて行け」と言ったのでした。

歩けない祖父を連れて行くことに叔父は逡巡しましたが、「とにかく連れて行け！」とすごい剣幕で言われたそうなのです。

私はあの時のことを「何だったのだろう」と、ずっと思っていました。怒られるのが当然と思っていたのに、ニコニコで終わりだったからです。20年以上たって、祖父の強い思いを知ることができました。

外科医から過疎地の医院の院長に

▼生まれ故郷の里美村へ

私は医学部に進学し、外科医になりました。

祖父は私に「医者になれ」ということだけではなく、「医者になって家に帰って来い」と刷り込んでいました。大正時代からあるこの医院を絶やすな、地域の人を見捨てるな、ということです。刷り込まれた私は、そのためには何が必要なのかを考えました。

日本人が亡くなるのは、がんか脳卒中か心疾患です。だから、この三つを勉強しておけば何とかなるだろう、と思ったのです。

最初は脳外科を2年間やり、次に一般外科へ行きました。

岩手医科大学第一外科の医局は、当時、甲状腺や乳腺から、肺、胃、大腸、肝臓、胆のう、膵臓と、いろいろな臓器を幅広く扱っていたので、さまざまなところを診ることができました。森昌造教授、斎藤和好教授のご指導の下、12年間にわたって、よい経験ができたと思っています。

こうして平成5年（1993年）、私は外科医としていちばん脂が乗っていた39歳で大学病院を辞めて、生まれ故郷の里美村に戻ってきたのです。

▼のんびり暮らすつもりで故郷に戻ったが……

岩手医科大学で外科医としての仕事を続けていたころから、将来は里美村に戻って医療を行うという漠然とした展望は持っていました。しかし、過疎医療というものの現実はまったく知らなかったし、さほど大変なことにはならないだろうとタカをくくっていました。診療しながらのんびり田舎で暮らす、というイメージだったのです。

昔は、訪問診療というスタイルもありません。電話で依頼されて医師が患者さんの自宅で診療を行う「往診」は日常的にありましたが、それは定期的に訪問して継続的に、必要なら終末まで診ていく「訪問診療」とはまったく違うものでした。

いずれにしても、当時73歳で当院の院長だった父に代わって、自分がその任を務めるだけ、父は引退して悠々自適の生活になるだけのことだろうと思っていたのです。

ところがすでに述べたように、現実は厳しいものでした。私が医師として背負った使命は外科医で終わりではなく、実は我が家に戻ってから本格的に始まったのでした。

▼とんでもないところに帰って来てしまった

院長になって間もなくのある日、ある患者さんの家族から往診依頼の電話がありました。

「ばあちゃんが熱を出したもんで、来てもらえねえかね」

さっそく駆けつけてみると、おばあさんが和室に寝ています。診察すると褥瘡（床ずれ）がひどく、熱は感染によるものとわかりました。褥瘡というのは傷はわずかで、ただ黒ずんでいるだけのように見えますが、皮膚の内部で感染が進んでいます。このままでは生命に関わるので、切開して膿を出すと、周辺の組織がなくなっていて骨が露出してしまいました。部屋は異様な臭気におおわれ、家族はびっくりしていました。

また、当院の外来に通っていた患者さんの家族から、電話がかかってきたことがありました。いつも待合室で大きな声でしゃべっているおばあちゃんの家族からです。そのおばあちゃんが「2日前から熱が出ている、いまぐったりしているから往診してほしい」と言うのです。急いで行ってみると、肺炎がひどくなっていて、すでに手遅れでした。

そのわずか数週間前、私は24時間患者さんをモニタリングして的確な治療を継続して行える集中治療室のある大学病院にいました。それは日本では誰でも利用できる、ごく当たり前の先端的な医療施設だと思っていました。しかし、治療を行えばすぐに治る患者さんが、過疎ではそのまま自宅で亡くなっていたのです。そのことを、私も含めほとんどの医師は知らなかったのです。

私は、とんでもないところに帰って来てしまった、という思いが拭えませんでした。

▼「訪問診療」と「訪問看護」で褥瘡ゼロに

里美村に来て診療を続けていると、第一に解決しなければいけなかったのが褥瘡でした。自宅で寝たきりになっている高齢者はみな、褥瘡が慢性化していて全身の状態を悪くしていました。持病よりも、それが原因で亡くなっていく人がたくさんいました。

しかし、家族からの往診依頼の電話は、かなりひどくならないとかかってきません。褥瘡は慢性化してからでは治りにくくなるので、早めに治し、しっかり予防措置をしていかなければなりません。いまの状況では、いくら追いかけても問題は解決しないどころか、新たに問題が生まれてくるばかりです。

私は、かかってくる電話（往診）に応えるだけではなく、もっと積極的に寝たきりの高齢者の自宅を定期的にまわる必要を感じました。つまり、褥瘡がひどくなる前に先取りして治療し、予防策も講じていくのです。

私は、午前と午後の外来の間に3時間を取って患者さんの家をまわり、褥瘡の治療・処置を行っていくことにしました。また、医院に勤めている看護師にも定期的に訪問してもらい、積極的なケアと家族への指導を行うようにしました。いまでは当たり前となっている訪問看護のスタートです。過疎地域では、医療の時代を先取りしてやっていかなければ間に合わなかったわけです。

この取り組みは素晴らしい効果を発揮しました。間もなく、里美村には褥瘡の患者さんがゼロになりました。

▼さらなる僻地へ「巡回診療」

過疎地域では、人々は「医療がない、医者にかかれない」ことを前提に生活しているので、自分や家族の体調に無頓着なところがあります。重篤な症状が現れているのに、家に置いてある市販薬を飲み、ガマンしながら畑で重労働をしていたりします。褥瘡が悪化している患者さんが多かったのも、そのせいです。

しかし私が訪問診療を行うようになると、その意識が少しずつ変化しました。

医師が定期的に家に来てくれるということは患者さんはもちろん、家族にとっても心強

過　疎　地　の　日　々

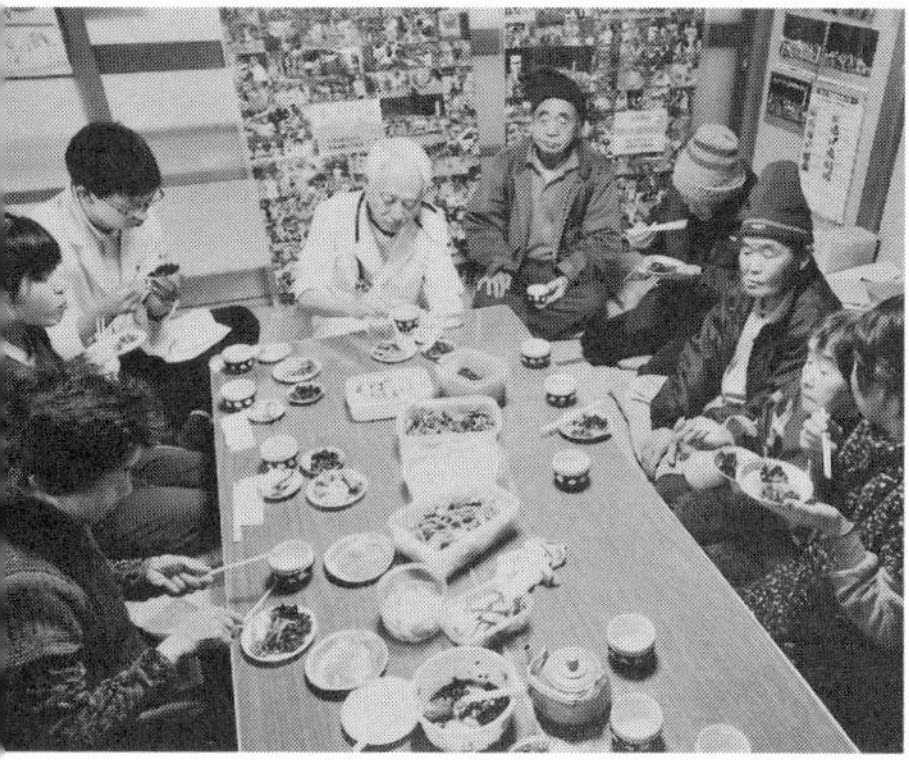

巡回診療　診療のあとで……

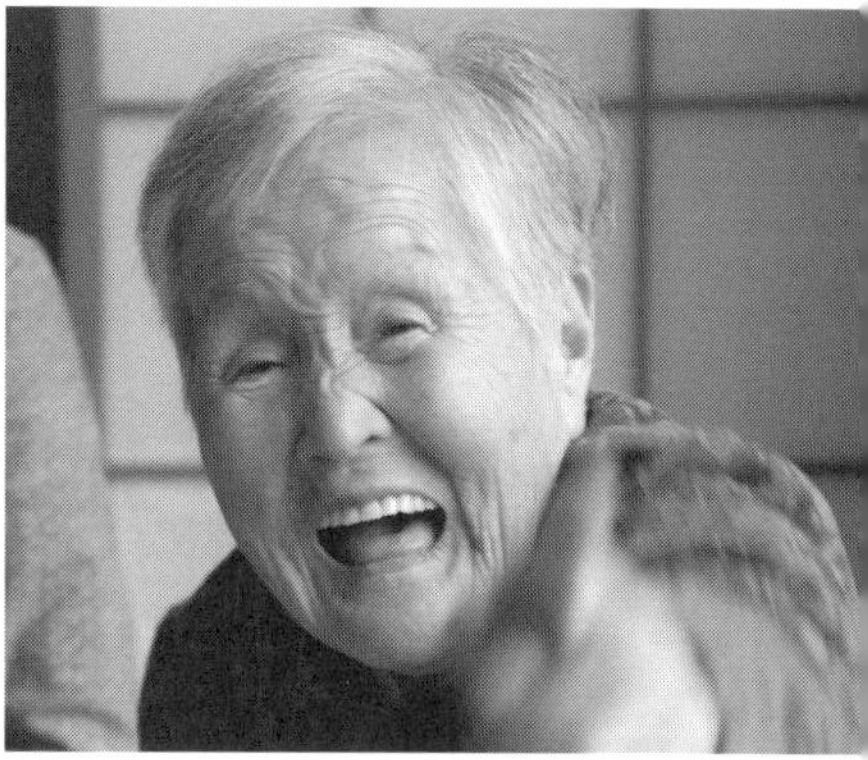

がんばる理由

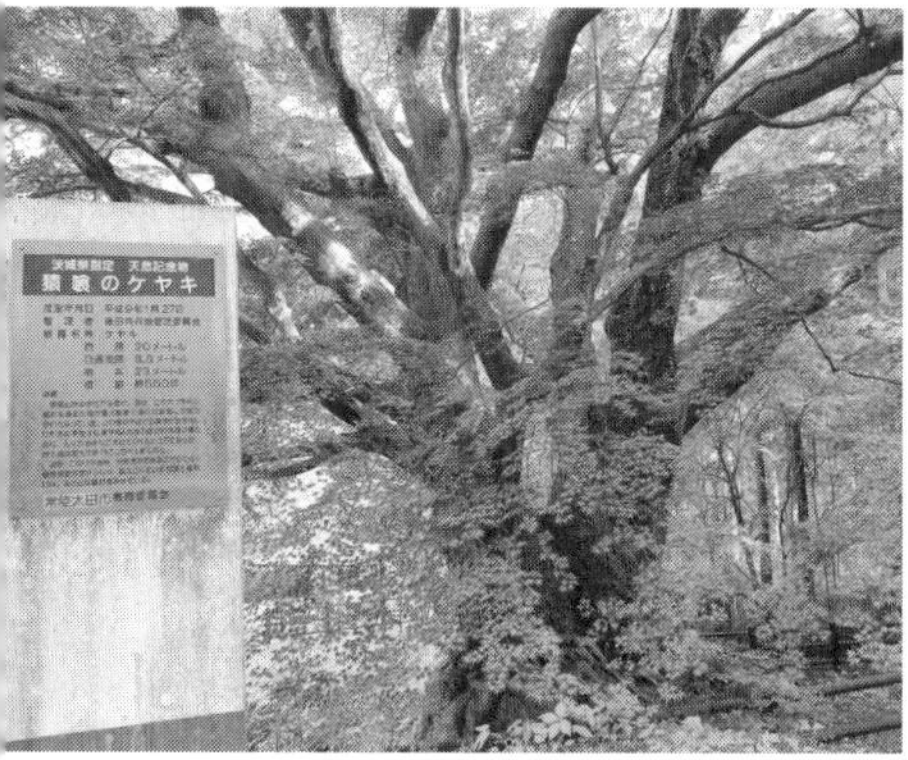

猿喰の大ケヤキ

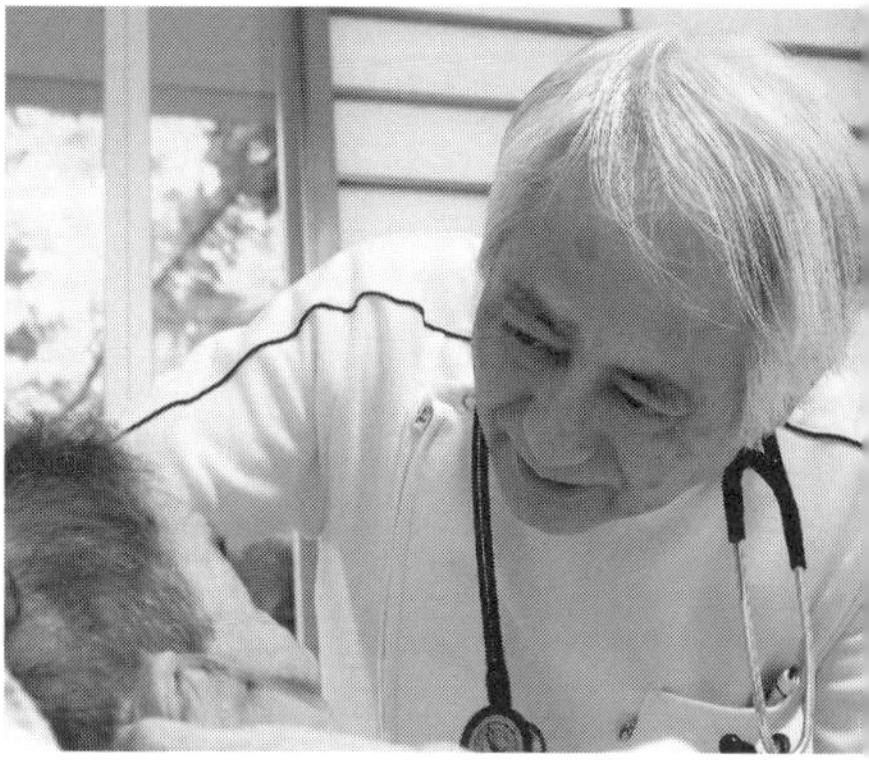

特別養護老人ホームえみの里での診療

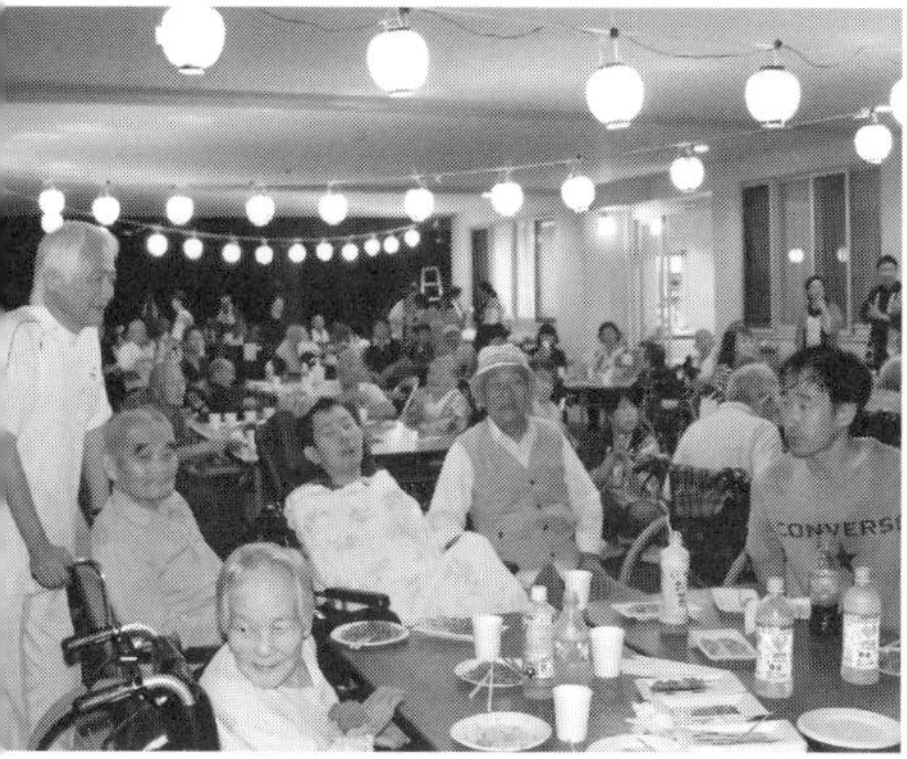

えみの里　夏祭り

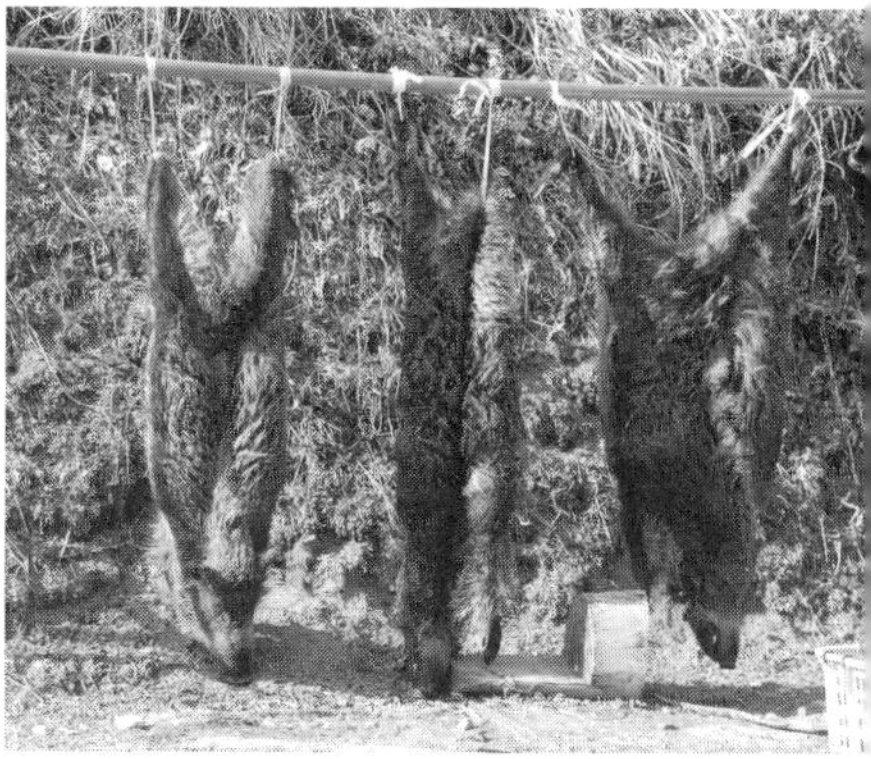

持方のイノシシ

いことのようで、訪問時にはいろいろと相談されます。こうして医師が身近な存在であれば、自分たちの健康への関心は強まるのです。だから過疎地で訪問診療を行っていると自然に、その家のかかりつけ医になってしまいます。

それが、家族から地域に範囲が広がっていったのが「巡回診療」です。孤立した過疎地域にもならない集落に私が出向いて、公民館のようなところで出張診療を行うのです。

巡回診療を始めたのは、里美村に来て5年くらいたったころでした。私はたまたま、山間の小さな集落にある家に訪問診療を行っていました。車1台しか通れないような、獣しかいないような山道を15分くらい進むと、突然小さな畑といくつかの民家が現れます。住民が30名たらずの、笠石地区と呼ばれる地域です。その集落の一軒の家で訪問診療を行い、家族から医療に関する相談を受けたりしていました。

するとそのうち、「○○さんちには定期的にお医者さんが来る」ということを聞きつけた集落の人たちが、私が訪問する日になると三々五々、その家に集まってくるようになりました。近隣の人たちは順番に、自分や家族の体について相談してきます。

こうして訪問診療のあとの家族との雑談が、いつの間にかたくさんの人への問診とアドバイスの場になってしまったのです。

▼医療サービスは皆無、僻地にもならない地域

笠石地区のような小さな集落は、人口が少なすぎるために「僻地」の指定からも漏れてしまいます。「僻地」として認められないので、医療機関への送迎バスなどの補助も行われていません。最近は車を運転する若い人も減っているので、笠石地区はまさに当たり前の医療サービスから完全に孤立した地域になっていたのです。

住民はもちろん高齢者ばかりで、みな何かしらの持病があります。定期的に通院できないと、高血圧、糖尿病、心臓病などの治療を継続して受けることができません。実際、笠石地区には糖尿病が悪化して救急搬送されるような例もありました。その人は自分でインスリンを打っていたのですが、自分の判断で量を増減していたそうです。

住民のみなさんからそういう話をうかがって、何とかしないといけない、こうして集まって診療できるのは貴重な機会ではないか、と私は考えました。

しかし、個人のお宅に集まってもらって順番に診療していくわけにはいきません。

そこで、保健所の指導で巡回診療を行うことにしたところ、村の自治会の集会所が診療場所として利用できることになりました。

というわけで、私は笠石地区への巡回診療を月に2回ずつ行うようになったのです。

実際に巡回診療を始めていろいろな相談に乗っていると、大きな効果がありました。たとえば、認知症の患者さんを近所の人たちの連携とサポートで見守っていくような体制ができました。特に苦労もなく、自然にできていきました。私の存在だけで、地域の人々の医療・介護への関心は大いに高まったのです。

その後、持方《もちかた》集落という「にほんの里100選」にも選ばれた、美しい自然に囲まれた集落にも同じペースで巡回診療を行うようになりました。

ここは過疎地の里美地区から見てもさらに田舎で、そこにも医療サービスなしで暮らしている人々がいました。日本全国には、まだまだこのような地区がたくさんあります。とりあえず茨城県でそれをなくしていくことが、私の夢なのです。

高齢者福祉施設をつくる

▼特養をつくる決心

当院は、外来（入院）、訪問診療・訪問看護、巡回診療を行い、過疎医療に本格的に携わるようになりました。しかし、それでも私たちだけでは解決できない、十分ではないこともたくさんありました。

訪問診療を続けて、患者さんだけでなく家族も含めて診ていくようになると、いろいろなことを相談されるようになります。たとえば、寝たきりのおじいさんを自宅で看病しているおばあさんから、「最近は腰が痛くて家の中を歩き回れない。もう、おじいさんの面倒を見るのがつらい」などと言われます。

しかし、私たちには答えは出せません。「それは困ったね」としか言えないのです。帰りの車でどうしたらいいかを考えても、埒があきません。患者さんを受け入れてくれる介護施設がないのですから、どう考えても始まらないのです。

介護に関する相談は、とても多かったのです。これが、私自身が高齢者福祉施設をつくっていこうと決心する動機となりました。

また当時、里美村には特別養護老人ホームがありませんでした。このころ各市町村単位に一つずつ特養がつくられていましたが、茨城県では当時の里美村と七会村の二か所だけ、まだできていなかったのです。

そこで、当時の里美村の村長さんが、里美村に特別養護老人ホームをつくる事業者を公募しました。私は、これに手を挙げたのです。

▼見過ごせない切羽詰まった現実があった

　里美村の医療に携わっている医師である私が、老人福祉施設をつくることについて、反対の声もありました。「患者を都合よく自分の施設に入れて儲けようとしている」と見られてもおかしくないからです。「大森先生は金儲けに走っている」と言われるぞ、というわけです。あるいは、

「うば捨て山をつくるのか」

「死にそうな年寄りを集めてどうするつもりなんだ」

などとも言われました。死んでいく者は静かに自宅で死んでいく、それが古くから当たり前のことだ、というわけです。

　しかし、現実問題として、寝たきりの方の看病や介護ができなくて困っている人がたくさんいました。放っておけば共倒れです。それは現実の切羽詰まった問題なのですから、こそこそ聞こえる陰口を気にしている余裕などありませんでした。

　というわけで私は、自分で特養をつくる決心をしました。

▼医師が介護施設をつくる二つの利点

私は、里美地区のような過疎地域で訪問診療をベースに医療を行っている診療所が、介護保険事業にも積極的に関わって施設もつくっていくことには、大きな価値があると思っています。理由は、二つあります。

その一つは、経営母体が同じであれば、医療と介護の連携がより密接にとりやすくなる、ということです。医療と介護の連携は、一般的に見ても、これまでなかなかできていなかったと言えます。医師や医療経営者は、介護保険事業の専門的な内容や医療との連携の意義をよく理解できていません。

医療サービスと介護サービスは、車の両輪のようなものです。特に高齢者に対しては、医療から介護へのバトンタッチと連携が重要です。バトンタッチしたとたん、それまでの医療が途切れてしまっては患者さんへの介護にはなり得ません。医療から介護への一貫したスムーズな流れをつくるには、医療母体（診療所）が主体となって介護施設を活用するシステムができていることが必要です。

その意味で、過疎医療の医師が介護施設をつくる意義があるのです。

二つ目の理由は、医師がつくった介護施設であれば、その医師の医療サービスにおける理念・哲学を介護施設も共有することができる、という点です。

医療スタッフも介護スタッフも同じ理念で仕事ができれば、患者さんは医療から介護まで一貫したサービスを受けられます。無駄がなく、効率的に、患者さんが必要とする目的に向かうことができます。

▼私たちの理念とは

では、私たちの理念・哲学とは、どういうものなのでしょう。

それは、いつも「感性」を持っている、ということです。

その感性とはどのようなものかというと、目の前にいる相手（患者さん、家族、スタッフ同士など）の気持ちがわかる、ということです。そしてそれを大切にできる、ということです。人の痛みをわかる優しい心、それだけでＯＫです。

人の思いに寄り添うためには、多少のルールにはこだわらない鷹揚さも必要でしょう。医療では、たとえば医学的エビデンスからいったん離れて、相手の気持ちをくむ必要も出てくるでしょう。そういう柔軟性が「感性」です。

その理念に基づいて、私たちは里美地区にいくつかの介護施設を設立しました。

2005年に最初につくったのが、特別養護老人ホームです。ショートステイ（数日の滞在）やデイサービス（通所）も行っています。訪問介護もあります。

その2年後には、小規模多機能型の施設を設立しました。こちらでは、2011年から、認知症の患者さんに対応するグループホームを併設しました。認知症の患者さんにとってはとてもよい環境です。

医療面では、2017年、JR常陸太田駅から車で5分ほどのところに、里美地区とは別の、もう一つの診療所をスタートさせました。「24時間体制で在宅医療を提供できる医療機関を」ということを目指してつくったもので、外来診療とともに訪問診療にも重点を置いています。

太田の診療所では、ケアマネジャーを派遣するケアプランセンター、訪問看護ステーションも併設し、地域の在宅療養に対して訪問診療とともに連携して当たっています。

この新しい診療所には、いずれは里美地区も含めた茨城県北部の過疎地域をカバーする訪問診療や巡回診療の拠点にしていきたいという、大きな構想があります。その具体的な内容については、次章で述べたいと思います。

▼人手が足りない

独居で認知症があるので施設を利用したい、もう高齢で家族の介護の負担が大きすぎるので施設を利用したい、そういう声は里美地区でも増えています。グループホームなどは、もう少し受け入れ人数を増やしてもらえないか、という話も聞きます。

施設のスペースとしては、受け入れる人員を増やす余裕はあります。ところが、そこで働いているスタッフが不足していて、人員補充も難しいため、その要望にはなかなか応えられていないというのが現実です。

「2025年問題」というのは、要するにたくさんの人が高齢化するという問題です。高齢化するのは患者さんや家族だけではありません。医師も高齢化するし、高齢者施設で働く人たちも高齢化していきます。そして、そこに若い人がいなくなるということなのです。介護の世界では、特に人手が足りなくなっています。

埼玉県では、スタッフを確保できないため、もうこれ以上の特養はつくらないということになってしまったようです。あるいは、福祉施設は完成したが、そこで働くスタッフを確保できないためオープンできないことも珍しくないと聞いたことがあります。都会でさえそうなのですから、過疎地である里美地区までやって来て働いてくれる若い人などいません。お手上げの状態なのです。

▼過疎地でも人は集まる！

「2025年問題」と言いますが、それは決して2025年で終わることではありません。里美地区を含む常陸太田市は2035年には高齢化率が50％にまでなると言われています。それまで高齢者の数は減らない、ということです。

2045年の人口推計によると、そのとき秋田県では大きな市町村も含めた県全体で、高齢化率が50％になるそうです。これは大変な数字です。

このような現実において、医療崩壊を防ぐにはどうしたらよいか。

私は、過疎医療はおもしろい、それは間違いのない事実だと思っています。いかに何もない過疎地でも、おもしろい仕組みをつくって、おもしろいこと（医療・介護）をやっていれば、必ず若い人は集まってくると信じています。

次章で、どのような過疎地にも医療が届く「ベースキャンプ方式」の仕組みについて述べます。今まさに取り組み始めたばかりですが、おもしろさを実現するための、私のライフワークとも言えるものです。

「おもしろいことをどんどんやって、人が集まる仕組みをつくる」

それは過疎医療の問題（つまり「2025年問題」）に対して、私の考えうる唯一の対策なのです。

医学生による実習レポート❶

M4片岡義裕
2004年11月実習

私は1年生のときに東京にある中規模病院（130床程度）で実習させていただき、外来や病棟のほか訪問看護やデイケアなども見学した経験があった。自分の中では大森医院へ行く前から、地域医療のイメージは持っていた。

東京の病院でも大森医院でも、患者さんの生活の根本をなす健康づくりを医療者がサポートしていくという姿勢が一貫しており、それは自分が抱いている医師像と重なるところが大きかった。しかし、それまでの私は「将来自分は地域で働く」という強い意志を持つことができなかった。その大きな理由は、特定の地域にどっぷりつかると日々目まぐるしく更新される医学知識に追いついていけないのではないか、また地域に対して負う責任が過大な重圧になるのではないか、という不安があったからである。それらの不安を解消する道筋が見えたことが、今回の実習の一番の収穫だと思う。

道筋の一つは、最新の治療法・診断技術が必ずしも最適ではない、という視点である。

大学病院は常に新しく効果の高い治療法を追求していくことが役割の一つである。そこで実習を続けていくと「最新＝最良」という価値観を抱きやすい。自分もまさにそうで、治療法の「適応」が身体の機能的・形態的なものだけではなく、患者さんやその家族の経済的・心理的なものにも左右されているということを忘れてしまいがちであった。

しかし、特に高齢で独居の方などは、近隣の診療所に行くときでさえ手助けが必要であったり、診療費を支払うことさえままならないということもある。そのようなときは、何もせず週1回の訪問診療で見守るという選択がベストとなる場合もあるのだ、ということが今回の実習経験を通して理解できた。

もちろん、最新の治療法が最良だと判断できる場合はそれを用いればよい。これからインターネットや医療記録の電子化により、情報のアップデートに関する地域格差はどんどん小さくなっていくだろう。重要なのは、自分が使える技術や知識の幅を拡げておくことと、患者さんの状況をよく把握してベストなものを見抜く判断力を磨くことであると思う。

もう一つの道筋は、地域医療のシステムを工夫することである。

これは大森先生からうかがったアイデアである。つまり、「一地域に一人の医師」ではなく数人の医師が集まって一地域に携わり、それぞれがプライマリ・ケアを提供するだけでなく、異なるサブスペシャリティをもって互いの足りないところを補完していけば、より質の高い医療をその地域に提供できる、という考え方である。

十数年かけて、お一人で千人規模の地域の健康を支えてこられた大森先生には、非常に敬服する。自分にそれができるかというと、正直ほとんど自信がない。

大森先生の提案は、スタイルの異なる理念の同じ医師がうまい具合に集まるかなど、難しい点もあると思う。しかし、何人かの医師が診療を分担することで「一人ですべてを診なければならない」という重圧からは解放されるだろう。また、情報のアップデートという意味でも、このシステムであれば自分のサブスペシャリティ以外の情報も容易に得られるだろうと思う。

今回の実習を通して、地域に根づいた医療に関する、先にあげたような新しい視点を持つことができた。また、医師という職業の役割には大きな幅があり、それはこれからますます広がっていくであろうということを体感できた。そして、地域に根ざす医師としての役割を見学し、体験することができた。

１週間受け入れていただいた大森先生、担当してくださった先生方、看護師さん、医院や「えみの里」の職員の方、そして里美地区のみなさんに感謝したい。

具体的にいつどこで、ということはまだわからないが、将来自分が地域で働くということを、より現実的に考えられるようになった。これから、自分の目指す医師像を少しずつ具体的にしていこうと思う。

医学生による実習レポート❷

星川登喜子
2018年4月〜

非常に充実した1週間でした。地域医療というと、医療資源が限られており、提供できる医療行為も限られてしまうというイメージがありました。今回の実習で、訪問診療に同行させていただき、地域医療は医療が限られるということよりも、コミュニケーションを大事にした医療、生活に根ざした医療が重視され行われている点を感じました。
同行させていただいた訪問診療では、大森先生の、お一人お一人にじっくり時間をかけお話を聞いていらっしゃる姿や、どの患者さんに対しても敬語でお話しされる姿を見て、患者さんへの接し方もあらためて学びました。患者さんとの信頼関係の強さも感じ、地域に根ざした医療というものが垣間見えました。

大学病院へ入院される患者さんは、ある疾患を治療し入院時より状態を改善させるのが主な目的となっている方が多いと思います。一方、地域医療は、現在の状況をいかに維持させながら過ごしてもらうかということに重きを置いているのではないかと感じました。

ただし、患者さんには家族と同居されている方もいれば、独居の方、施設にいらっしゃる方もおられます。家族構成もさまざまで、家の間取りも、ご家族のサポート状況も異なります。その方その方の生活背景を把握しつつ、QOLを維持できるような医療の提供を行ったり、ご家族との話し合いの場を設けたり、福祉サービスの提案を行ったり、現在の状況について多職種の橋渡し役になったりと、医師の少ない地域では、求められる医師の役割は幅広いと感じました。

また、この地域で医療が求められる背景には周囲に医療機関が少ないこと、訪問診療が求められる背景には公共交通機関が少ないこと、山道や狭い道路、坂が多く、交通の便が良くないこと、住民の高齢化が進んでいることなど、地理的な特性や人口の特徴を反映した理由があるのだと思います。外来患者数も多く、訪問診療や巡回診療で「待ってたよ～」との言葉をいただくなど需要がある一方で、大森医院では病棟が廃止になったことも伺い、医療の供給が十分に追いつかない現実もあり、今後も高齢化が進む中で地域医療を存続させていく難しさも学びました。

外来では、予防接種の場面も見学させていただき、予防医学としての地域医療の役割を学びました。また、その日に出現した症状が心配で血圧測定をしに来る方がいるなど、気楽に来ることができる場所としての診療所の役割を担っていることも学びました。地域住民を見守る形も見えました。

つくばを離れ宿泊しながら行う実習は初めての経験であり、不安も大きかったのですが、先生方、スタッフの方々、地域の方々が温かい雰囲気で接してくださり、とても良い学びを得ることができました。この地域での人々にとっての大森医院の身近さを知るとともに、ここでの医療の必要性も学び、医師になるにあたっての心構えをあらためて見直すなど、1週間で学べたことは数多くありました。この学びは、来週以降、また将来医師になってからも忘れることなく生かしていきたいと思います。

また、こちらにお世話になる機会があればいいなと思っています。ありがとうございました。

第5章

次世代への期待と過疎医療対策への提言

若い医学生たちは、過疎医療や「かかりつけ医」に関心がある

▼医学部学生の実習の場となっている

過疎医療をやりたいと思う医学生は、まずは過疎の現場がどういうものか、よい意味でも悪い意味でもどのような現実があるのかを、自分の目で見て知る必要があります。

私の医院には10年以上前から、筑波大学医学部からたくさんの学生が実習に来ています。1週間滞在して、外来、訪問診療、巡回診療といった当院の診療を目の前で見学し、患者さんや家族ともふれあい、過疎医療というものを肌で感じる実習です。

臨床の現場には、必ず患者さんがいます。過疎医療では、そこに家族や住民も含まれてきます。そうした人々とのふれあいは、大学でテキストや教授から学ぶ医学ではまったく学ぶことのできない、きわめて実践に則した勉強になります。それは、一般の病院へ研修に行ってもできない経験です。

実際に過疎の地に来て、そこに住むお年寄りの目を見て、寝たきりの患者さんの自宅に行って、患者さんや家族と実際にコミュニケーションをとって、はじめて「過疎医療とは

こういうものなのか」と実感できるものです。

▼地域医療教育ステーション

この実習は、茨城県で２００６年に始まった「地域医療教育ステーション」という事業として行われているものです。県が筑波大学と共同して、過疎医療も含む地域医療に現実的に携わることのできる医師をしっかりと養成していこう、というのがその目的です。

大学としては、学生が通いやすいように筑波周辺の診療所から選びたかったようですが、県側には医師が不足している県北にも実習できる診療所が一つほしいという要望がありました。そこで保健所から推薦され、当院が指定を受けることになったのです。

大学の実習教育の場として民間の診療所が選ばれるのは、きわめて異例のことです。しかし、そんなことは言っていられないという切羽詰まった実情があったのだと思います。大学病院にも公的な病院にも、過疎医療を経験できる場がないからです。過疎医療や地域医療に実際に関わっていく医師を養成するのも、なかなか簡単ではなかったのです。

▼後期専門研修医もやって来る

多くの医学生は、地域医療や過疎医療に興味がないわけではありません。大学に入りたての1年生や2年生に「どんな医者になりたいか」というアンケートを行うと「かかりつけ医、ホームドクター」と答える人が多いのです。ところが、5年生になってから一通りの専門科の実習を行って卒業も間際という時期になってくると、「かかりつけ医」を志望する学生はゼロになってしまうそうです。

実際、筑波大学を卒業した医師が、茨城県に残らず東京へ出て行ってしまうという現実がありました。若い人口が東京に集中する結果として、日本のあちこちで過疎化が起こっているわけですが、医師の流れも変わりないのです。

それではいけない、地域医療の現場を見て、その価値とおもしろさを実感してもらって、そこに医師として残ってもらおう、そういう取り組みが「地域医療教育ステーション」で、もう12年も前から始まっていたのです。

当初は学生の実習だけでしたが、2009年からは、筑波大学総合診療科から「かかりつけ医」や総合診療医を目指す後期専門研修医（卒業して4~5年目の研修医）が研修生として当院へ派遣されるようになりました。実際に医師として過疎の患者さんを診ることは、何よりも貴重な経験となっています。

また、彼らは医師として即戦力で貢献できる人たちですから、過疎地にとっては医師不足対策にもなっており、地域の患者さんや家族にとって心強い存在になっています。

▼医師が僻地に派遣される仕組みがない

なぜ、茨城県の過疎地に医師が少ないのかをもう少し考えてみましょう。

たとえば、僻地医療と地域医療の充実を目的に１９７２年に設立された自治医科大学では、茨城県の枠として毎年2人の卒業生を輩出しています。しかし、その医師の卵たちはなかなか茨城県内の過疎地にとどまりません。

というのも、自治医大というのは私学でありながら県が予算を出して運営をしているので、卒業した医師を自由に民間の病院や診療所に派遣できないからです。僻地の県立病院など、公的な医療機関での勤務になるわけです。

茨城県で医師が不足しているのは里美地区も含まれる北部山間地なのですが、そこには公的な医療機関が少ないため、その人材が派遣される地域は限られているというのが現状です。

さらに、過疎地の医師不足を解消するために、医学部には「地域枠」という入試制度があります。受験生は、卒業後は出身地域（高等学校のある地域）の病院に9年間、勤務することを条件に、奨学金の返済が免除されます。この制度により毎年10人以上の卒業生が出ていますが、同じ理由で過疎地への派遣は制限されます。

茨城県においては過疎地のど真ん中にある公的な医療機関が少ないので、こうした制度が過疎医療対策として生かされにくいのが実情です。

▼「かかりつけ医」のスペシャリスト、総合診療医

専門領域として扱われるようになった総合診療科についても、簡単にお話しておきましょう。

日本にはかつて、どこの地域にも「かかりつけ医」がいました。現在は、その意識が薄れ、診療所の医師と患者さんとのつながりはドライなものになっています。

日本では一般に、診療所と総合病院と大学病院の区別が曖昧で、受診する時は「できるだけ大きな病院で診てもらったほうが安心」という意識を持ちやすくなっています。単純な風邪や腹痛でも、近所の診療所ではなく二次医療や三次医療へ受診してしまうことも多

いのです。

前述したように、これは日本の医療の大きな弱点です。これを克服して地域に「かかりつけ医」を復活させ、プライマリ・ケア（かかりつけ医・総合診療医）、二次医療、三次医療の区別を構築していくことは、「2025年問題」の大きな対策ともなっているのです。

そこで、新しい専門医制度では、「総合診療医」の専門医が加えられました。

▼総合診療医は地域を診る専門医

一般的には、個人で診療所を開業している医師は「総合診療医」と思われているかもしれません。しかし実際には、大学卒業後、何科かの専門分野に入って研修を積んでいて、診療所を開業しても、その専門分野の延長であることがほとんどです。

これから養成していこうという総合診療医というのは、そうではありません。一般的な診療科領域の基本的な疾患について、専門的に学んでいるのが総合診療医です。その上で、「かかりつけ医」の要件として必要な、患者さん全体を診ていく診療を行う専門家が総合診療医です。

このようにして、どの町にも「かかりつけ医」がいる、誰もが（どの家庭も）自分の「かかかりつけ医」を持っているようにする、それに伴って訪問診療なども行われるようになる、という状況ができれば、2025年になっても二次医療、三次医療の病院は本来の機能を果たせるだろうというわけです。

「総合診療医」の養成は、そのまま過疎医療に携わる医師の養成の問題と深くつながっていくのです。

▼総合診療医を地域で機能させる仕組み

医学生になりたてのころは「かかりつけ医」を志望する人が多いと述べましたが、総合診療医という新しい専門分野にも興味を示す医学生は少なくありません。

日本医師会総合政策研究機構が発表したアンケート結果（2015年）によれば、「将来専門にしたい診療科・分野」として総合診療科を選んだ医学生の割合は14・6％で、内科、小児科に続いて第3位でした。総合診療医、地域密着の「かかりつけ医」に対しては、教育を受ける医学生側からの期待も大きいことがわかります。

それはおそらく、一般的に医師に対する良いイメージというのは、特定の疾患や臓器を専門的に深く扱う専門医よりも、人間的で患者さんに温かく、疾患ばかりでなく患者さんの全体を診る地域の「かかりつけ医」にあるからでしょう。

しかし現実には、そのような「かかりつけ医」を志望する医学生は、学部での勉強や実習を続けて専門分野の入り口を見ていくうちに次第に減っていき、結局は多くの学生がスペシャリストへの道に舵を切ってしまうのです。あるいは、初志貫徹で総合診療医の専門医となっても、本当に地域密着型の「かかりつけ医」となれる診療所（中小病院）で勤務できるとは限らない、ということがあります。

そうなると、過疎医療における「かかりつけ医」は、親の診療所に戻ってきて継ぐ医師にかかっている、ということになってしまいます。これではあまりにも他人任せで、システマチックではありません。ここに問題があります。

▼過疎医療に有能な医師を

私は、過疎医療は一人の医師の犠牲の上に成り立つものではない、と考えています。あるいは、その地域にたまたま世襲の診療所があって、そこにたまたま何代目かの医師が戻ってきて、たまたまその現実に立ち向かった場合に、たまたま成立するものでもないと思います。

「かかりつけ医」になりたい学生、あるいは過疎医療に興味を持って医学部に入ってくる学生は、決して少なくないのです。そこに医師という職業のロマンを感じられるからでしょう。その人たちが医学部で「かかりつけ医」に必要な総合診療医としてのスキルと人間性（感性）を身に付け、ふさわしい医療機関で研修し、目の前で先輩の「かかりつけ医」を見ながら経験を積み、その後は医師を必要とする地域の医療機関に自然に就職していく、そのようなシステムが求められると思います。

しかし、そこがなかなか簡単ではないところなのです。もともと人口の少ない地域では、過疎医療の拠点となる診療所さえ十分にないか、存在しない場合もあります。これでは、いかに過疎医療に志を持って学んできても思い通りに活躍できません。

医学生の志望が「かかりつけ医」や総合診療医から、それぞれの専門分野に移っていくのは将来的な道が見えにくいから、という理由もあると思います。それは当然ですが、ここを何とかしないと、これからは日本全体で過疎医療の問題が加速度的に大きくなってしまうのです。

私の提案する「ベースキャンプ方式による過疎医療対策」

そこで私は「ベースキャンプ方式による過疎医療対策」というモデルを考えてみました。この構想をもとに実践を始めようとしているところです。

まず、いま現実的に何がハードルになっているのかを考えてみましょう。

▼ハードル①「過疎地に暮らす」

過疎医療を実践するためには、医師自身が過疎地に暮らさなければならないか、という問題です。これは最も大きな問題です。

私自身は、生まれ育った故郷ですし、そこにある実家の診療所に戻ってくることは、頭の片隅にずっとありましたから、問題なく受け入れました。しかしそれでも、過疎地ならではの大変な苦労がありました。

特に子どもの教育は大変でした。子どもたちは水戸まで片道50キロの道のりを通学しなければならなくなったのです。公的交通機関がないので、毎日私か妻が送り迎えをしました。1か月の走行距離は3000キロ以上にもなります。それも毎日の診療を行いながらでしたので、とても大変でした。今にして思えば、よくやったなと思います。

これから過疎医療を志す若い医師に、同じような苦労をしなさいとは、とても言えません。

▼ハードル②「多様性、責任の重さ」

過疎医療では、医師がやらなければならないことがたくさんあります。

若い医師が単身で乗り込んできて、病院や介護事業所や地域とうまく連携しながら、外来の他に訪問診療までやっていくというのはとても大変です。その先生が総合診療のとても優秀な医師であっても、過疎医療では求められることがたくさんあるからです。

過疎医療では、ある地域を一人の医師が担うことも珍しくありません。仮にその医師が在宅医療を行わないとすると、その地域は在宅医療が行われない地域になってしまうのです。さらには、学会などで地域を離れるにしても、留守を任せる医師がいなければ、それも難しいということになります。

こうした医師の役割の多様性、責任の重さは、過疎医療の実践にはとても高いハードルになります。周囲に相談できる医師もいない、助言してくれるスタッフもいない、他の医師のサポートも受けられない……これでは、過疎医療を行うことは困難です。

▼ハードル③「自己研鑽ができない」

過疎地において一人で長期にわたって医療を行うとすると、世の中の医療の進歩に取り残されないか、という不安もあります。「かかりつけ医」としての仕事が充実するほど時間の余裕がなくなり、学会や研修会にも行けない、ということにもなってきます。大学病院や総合病院に勤務していれば、そういう心配はしなくてすみます。

さて、こうしたハードルを乗り越えるには、どうしたらいいでしょうか。

▼「ベースキャンプ方式による過疎医療対策」とは

「2025年問題」は国の人口動態の問題とも言えます。団塊の世代の人たちが後期高齢者と言われる年齢に達し、2040年まで高齢者が増加し、一方、若い世代の人口はどんどん減少する。その結果、高齢者の割合が急激に増大する、というものです。

それにより生じる医療・介護上の問題に対し、さまざまな施策が講じられています。

過疎医療においても同様で、今後ますます危機的状況に陥る可能性があることを想定した上で、対策を講じる必要があります。

ここで述べる「ベースキャンプ方式による過疎医療対策」は、その対策の一つとして提案したいと思っているものです。

まず、複数の医師がチームをつくり、過疎地の入り口に位置する診療所をベースキャンプとします。さらに、いくつかの過疎地にサテライト診療所を整備します。そして、ベースキャンプの診療所から医師を交代制で派遣し、外来診療や訪問診療などを行うというものです（次ページの図参照）。

住民がさらに少なくて、僻地（無医地区）にも指定されないような地域にも巡回診療を行います。ベースキャンプの診療所は、サテライトを含め、外来、在宅の24時間連絡体制を敷いて、「かかりつけ医」の機能を過疎地域で果たすことができます。

また、病診連携により、救急患者さんの搬送、専門医療の必要な患者さんの紹介などが迅速にでき、さらに医療・介護の連携を構築し、適切な介護サービス導入の支援などが可能になることで、過疎地域でも安心して暮らすことに貢献できると考えます。

この対策の実現には、さまざまな形での連携が必要です。特に大学との関係は重要です。

ベースキャンプ方式による過疎医療対策

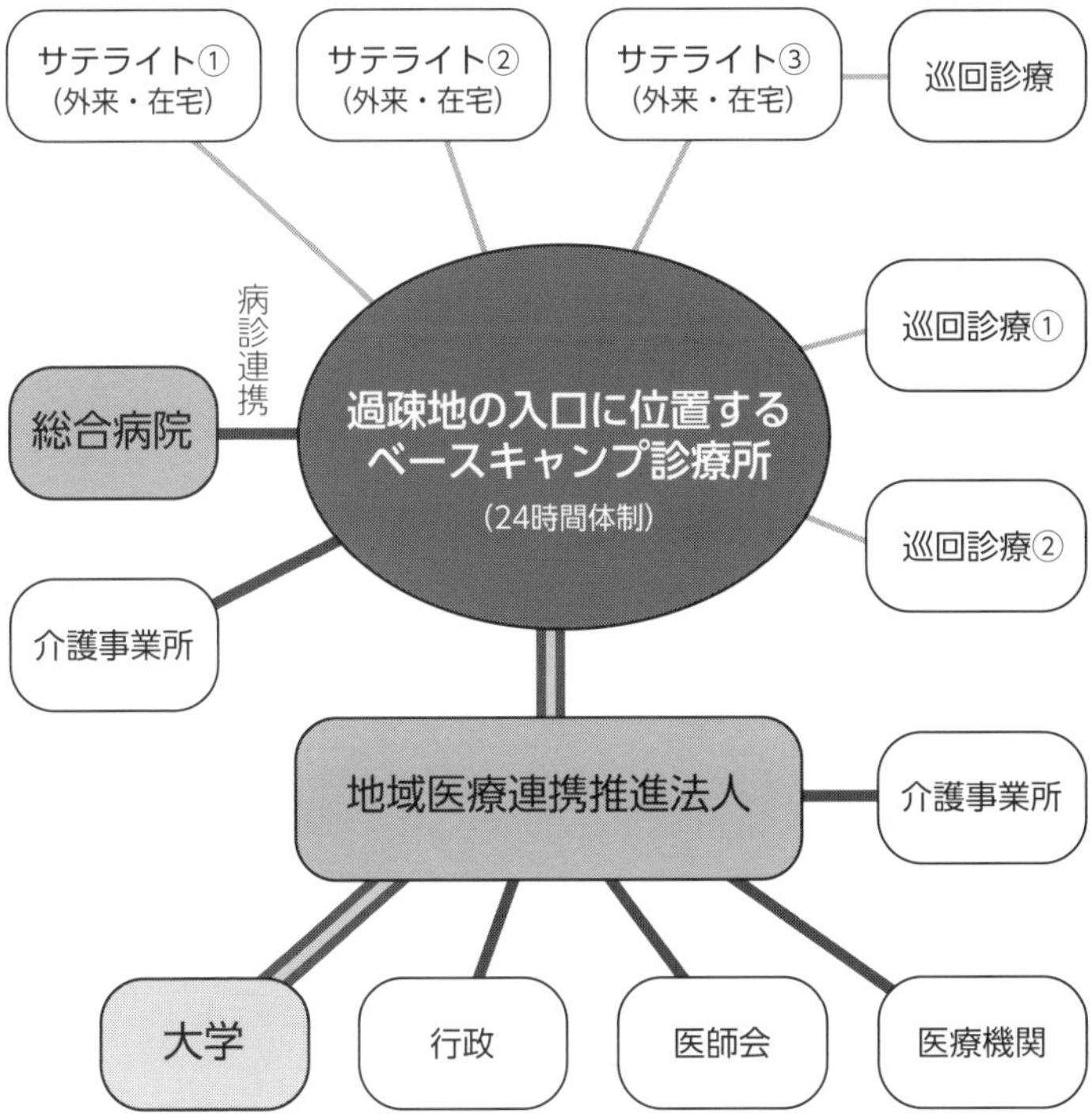

その中で私は、医学生や研修医が十分な教育を受けられる環境づくりが、最も大事なことだと思っています。その意味でも、この過疎医療に対する試みは有効ではないかと考えています。

地域を丸ごと診る医療、過疎医療における医師の果たすべき役割、過疎医療を守る医療体制づくり……過疎医療において、教育課題は尽きることはありません。

さらに、他の医療機関、介護事業所、行政等との連携づくりも重要です。そのために、私は地域医療の推進を目的とする一般社団法人を立ち上げました。

先にも述べたように、近年、医療改革の必要性から、医療機関同士がゆるく連携して協力しあう地域医療連携推進法人という制度が整備されました。この考えを過疎医療に生かせないかと考え、茨城県北部過疎地を対象とした地域医療を推進する目的の地域医療連携推進法人化を考えているところです。

複数の医師による「ベースキャンプ方式による過疎医療対策」で、先に指摘した過疎医療のハードルを解決することができます。

2017年4月、将来このベースキャンプとするべく、診療所を常陸太田市の中心部に開設しました。つくば市や水戸市からも通勤が可能なところです。筑波大学から指導医を招き、外来と訪問診療を行っています。

たとえば、週の4日はみっちり過疎医療を行い、残り3日は大学の研修や休日で過ごす、といった勤務の仕方が可能となります。つまり、先のハードル①の問題は解決できそうです。都会に住んでいても過疎医療はできるということです。また、複数の医師によるチーム医療ですので、ハードル②のような限度を超えた負担がかかることもなくなります。

言うまでもないのですが、ラクをしてできる仕事ではありませんし、ラクをするための体制でもありません。精一杯頑張る必要があります。しかし無理のない中でそれを行うことが大切です。それが過疎医療をおもしろくする一番のコツと言えるからです。

大学との連携があり、時間的な余裕もできれば、ハードル③も解決します。

過疎医療におけるハードルをクリアできれば、過疎医療のおもしろさが残ります。

「ベースキャンプ方式による過疎医療対策」は、もともと過疎医療の住民に、かかりつけ医による安心をどうしたら継続的に提供できるか、ということで考えたものでした。僻地(無医地区)をどうしたらなくせるか、ということです。それは同時に、そこで働く医師に、過疎医療の魅力を提供することになります。

▼茨城県の「無医地域」をゼロに

この仕組みは、身近な「かかりつけ医」の医療を求める過疎地域のニーズと、総合診療や地域医療に関心のある若い医師のニーズをうまく結びつけてくれるはずです。

私は25年前、当時の高齢化率が約35%になる里美村にやって来て、ここまで過疎医療に携わってきました。その間、たくさんのみなさんと苦楽をともにしてきました。必ずしもうまくいかなかったこともありましたが、あとになって脳裏に浮かんでくるのは患者さんやその家族のみなさんの笑顔ばかりです。

村の人々は私に対して、喜びの気持ちを表してくださいます。医師と患者以上の「地域の仲間」という絆の中に組み込んでもらえる、医師という職業を通じて、そのようなことが実現できているのは僥倖だと、私自身が感動しているほどなのです。

しかし現在の里美地区の医療事情は、このままではせいぜい10年で急速に衰えていくでしょう。私自身が医師として機能しなくなっていくでしょうし、医療スタッフや介護スタッフにも同じような事情があるからです。

それを救うのが「ベースキャンプ方式による過疎医療対策」だと思っています。ベストかどうかはわかりませんが、とりあえず実践する価値のある方法であるはずです。まだ試行錯誤を続けていますが、私は余生をかけてこの実現に取り組んでいきます。頑張った先にあるのは、患者さんの笑顔です。それは医師にとっても最大の喜びであるということを、私は過疎医療から学びました。これを、みなさんに訴え続けたいと思います。

たくさんの若い医師にも同じような感動を味わってほしいと考えています。これがうまくいけば、茨城県内の医療のない地域はゼロになるでしょう。それが私の夢です。日本中のほかの地域でも、私のこの提案に賛同いただける医師や機関があれば、どんどん実践していただければおもしろいのではないかと考えています。そうした現場の力が結集すれば、必ずや日本全体の「2025年問題」を解決していく一助となるはずだ――そのように私は願っているのです。

おわりに

「過疎医療」というと、みなさんはどのようなイメージを持たれるでしょうか。

一般的には、高齢の患者さんが多いためか、「看取りの医療」と捉える方も多いようです。

事実、看取りの機会はしばしばあります。しかし大切なことは、呼吸が止まった、心臓が止まった瞬間ではなく、それまでに過ごした時間の流れの中にあります。

私たち日本人は、この時期にあまり宗教を求めません。キリスト教の神父や牧師のように、「救い」を求めることがないのです。

日本の宗教は、亡くなってから神になり仏になって生き続けることから始まります。ですから臨終のその時までは、宗教ではなく、過去から今、そして未来へと続く、人や社会との関連性を一番大切に思うのでしょう。

病院と在宅での看取りの一番違うところは、このあたりにあるのかなと思います。病院は死を身近に感じる場所、家は「生き続けること」を思える場所、そのような気がします。

人生の最期を在宅でと希望される方のお気持ちの中には、そういう思いがあるのではないでしょうか。

過疎地では医療や介護の問題がたくさんあり、時に生活が破綻したりするなど大きな問題になることもあります。そうした人たちが安心して穏やかに暮らせるように、地域の中で、在宅医療を初めとしたさまざまな形の医療や介護を駆使して支援することが、かかりつけ医の仕事として求められます。

人間関係が見えやすい過疎地は、かかりつけ医の研修にはとても適した場所です。

こうして少しずつ築き上げられた患者・医師の人間関係の中で、臨終に立ち会うということが、患者さんにとっては「安心」につながっているものと思っています。

がんの末期であっても毎日の中に少しでも幸せを感じてほしい、そのような医療をしようと心がけている毎日です。

最後になりましたが、本書の出版にあたり、ご協力いただいたすべての方々に感謝を申し上げます。特に日頃ご指導をいただいている、根本義勝先生、前野哲博先生に深謝いたします。

大森　英俊

過《か》疎《そ》医《い》療《りょう》はおもしろい！

2018年11月15日　初版第1刷

著　者 ―――――――――――――― 大森英俊《おおもりひでとし》
発行者 ―――――――――――――― 坂本桂一
発行所 ―――――――――――――― 現代書林
〒162-0053　東京都新宿区原町3-61　桂ビル
TEL／代表　03(3205)8384
振替00140-7-42905
http://www.gendaishorin.co.jp/
ブックデザイン ―――――――― 吉崎広明(ベルソグラフィック)
イラスト・図版 ―――――――― 村野千草
カバー・オビ使用イラスト ―― PIXTA

印刷・製本：広研印刷(株)
乱丁・落丁本はお取り替えいたします。

定価はカバーに表示してあります。

ISBN978-4-7745-1745-2 C0047